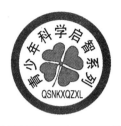

青少年科学启智系列

QSNKXQZXL

提 供 科 学 知 识
照 亮 人 生 之 路

青少年科学启智系列

流感病毒

罗时成◎主编

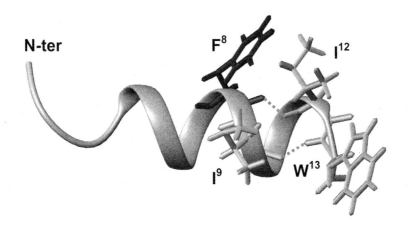

长春出版社
全国百佳图书出版单位

图书在版编目（CIP）数据

流感病毒 / 罗时成主编. —长春：长春出版社，2013.1
（青少年科学启智系列）
ISBN 978 - 7 - 5445 - 2622 - 7

Ⅰ．①流… Ⅱ．①罗… Ⅲ．①流感病毒—青年读物
②流感病毒—少年读物 Ⅳ．①R373.1 — 49

中国版本图书馆 CIP 数据核字（2012）第 274941 号

著作权合同登记号 图字：07 - 2012 - 3849

流感病毒
本书中文简体字版权由台湾商务印书馆授予长春出版社出版发行。

流感病毒

主　　编：罗时成
责任编辑：王生团
封面设计：王　宁

出版发行：**长春出版社**　　　　总 编 室 电 话：0431-88563443
　　　　发行部电话：0431-88561180　邮购零售电话：0431-88561177
地　　址：吉林省长春市建设街 1377 号
邮　　编：130061
网　　址：www.cccbs.net
制　　版：长春市大航图文制作有限公司
印　　制：沈阳新华印刷厂
经　　销：新华书店

开　　本：700 毫米×980 毫米　1/16
字　　数：108 千字
印　　张：12.25
版　　次：2013 年 1 月第 1 版
印　　次：2013 年 1 月第 1 次印刷
定　　价：22.00 元

序

病毒可依其含有的遗传物质（或基因体）简单分为
DNA 病毒和 RNA 病毒。流行性感冒病毒（简称流感病
毒）属 RNA 病毒，它的基因体与大多数的 RNA 病毒不
同在于其不是由单一 RNA 分子组成，而是由八节长短不
一的 RNA 分子组成，每一分子 RNA 所决定的蛋白质，执
行不同功能，故缺一不可。

RNA 病毒基因体复制缺乏校对的系统比 DNA 病毒
复制时较容易产生突变，流感病毒因可感染不同宿主，比
如禽流感病毒可感染到猪，猪体内若已经有人流感病毒，

两者来源的流感病毒就可能在猪体内产生新的基因体(八节)的排列组合,若此新组合流感病毒开始在人群中传染就会造成大流行,甚至高死亡率,例如 1918 年所爆发的西班牙型流感,全球有三千多万人死亡。

病毒传播可分不同途径,如日本脑炎病毒与登革热病毒经由蚊子传染,艾滋病病毒和 B 型肝炎病毒是经血液感染,肠病毒是经接触感染,引起 SARS 的病毒是经飞沫传染,流感病毒是经空气传播,因此它传播速度最快、最广。比起前几种病毒,防范甚至不接近病毒源似乎非常困难,再加上它变异性带来致死率高,较易造成大众恐慌。

流感病毒的传染与致病是全世界公共卫生问题,药物及疫苗开发固然重要,全球的公共卫生单位平时就应监测猪体内流感病毒变化的趋势,可预警大流行的爆发,早作预防措施。如此人类就可对变化万千的流感病毒不那么恐惧。本书关注的流感病毒的问题希望读者阅读完后,对流感病毒的基本知识了解更加充分,遇流感病毒大流行时就不会太恐慌。

由于本书各篇是由不同的作者写成,难免有少数重复之处,请读者见凉。

编　者

目 录

浮现中的危机

□ 许家伟　罗雅如

电影《危机总动员》中的情节，是否真的会发生？

西方医学把人类视为环境的中心，而周围的环境又充满了微生物，它们有能力侵犯宿主人类，导致疾病的产生，因此微生物一直被描述为具有敌意、侵略性、与病害有关及具有毒性的敌人。医学的主要目标，就是寻找方法根除这些微生物，或者至少除去它们所引起的疾病。这可以比喻成一个战场，由于医学的发达，借着抗微生物药物及疫苗等，人类经常战胜微生物。例如由破伤风梭状芽孢杆菌（*Clostridium tetani*）所引起的破伤风，以及由病毒所引起的麻疹或脊髓灰质炎，都可以分别通过抗生素的使用及接种疫苗等，达到治疗效果。

从生物的角度来看，微生物就如同其他生命体一样要繁衍生存。微生物会在自然界及人体宿主体内繁殖，如果它们繁殖会造成宿主的伤害或死亡，我们就称这种微生物为致病体。微生物族群的延续，是依靠人类宿主对其所创造出生物性、社会性环境的适应所决定，其中包括微生物本身进行基因重组等突变，以逃避人类的反击。

讽刺的是，人类往往都高估了医疗力量，却没想到，这些本来成功用来对付微生物的武器，例如抗生素、疫苗等反而促成新的疾病出现，我们称为新兴传染病（emerging infectious diseases）或新兴病毒（emerging viruses）；另外，人类活动也使得地球上从未与人接触的微生物出现，或使已绝迹的疾病开始流行，这种情形称为再兴传染病（reemerging infectious diseases）或再兴病毒（reemerging viruses）。

新兴病毒的冲击

1993 年 5 月，美国新墨西哥州的一对夫妇，突然患上高烧不退、肌肉痛性痉挛、头痛以及严重强烈的咳嗽的疾病，几天后因呼吸困难而死亡。后来研究人员发现 24 件相同的案例，由 1992 年年底至 1993 年年中，都发生在美国的新墨西哥州、科罗拉多州及内华达州，当中 11 人已死亡。但是在测试所有已知的微生物种类后，都无法鉴定出致病原，因此束手无策的研究人员，把检体交给亚特兰大疾病控制防治中心（Centers of Disease Control and Prevention，简称 CDC），该中心利用血清免疫及分子生物技术来检定，结果原来是一种未被分类的汉坦病毒（hantaviruses），称为未知型汉坦病毒（unknow type of hantavirus），目前命名为 Sin Nombre（西班牙文为"无名"的意思）。

当然，"无名"这种感染并非唯一的案例。1994 年美国耶鲁大学的研究人员意外感染沙巴（Sabia）病毒，该病毒曾于 1990 年首次出现在巴西圣保罗，使当地某工程师猝死。事实上，在不同的时间、地点都曾经发生过新兴疾病的爆发，表 1 只是人类历史中有记载的部分。

出血热病毒

无名及沙巴这两个新兴病毒所导致的疾病，都被归类于出血热，病人感染初期会发烧，随后会因经常性出血而导致健康情形转坏，伴随皮下出血的症状，如淤斑、挫伤及紫癜，后期时心脏血管、消化、肾脏及神经的并发症出现，最严重的情况是病人因大量出血或多种器官衰竭而死，由于这些病毒都是未曾见过的，因此在命名上都习惯用先爆发疫情的地区来命名。

造成出血热的病毒被分在几个不同的科中。黄病毒科

表 1		新兴疾病的爆发一览表
时间	地点	事件
1918~1919 年	全世界	2000~3000 万人因感染西班牙流行性感冒而死亡
1938 年 9 月	美国马萨诸塞州	至少 34 人感染东方马脑脊髓炎（EE）死亡
1940 年代	阿根廷彭巴草原地区	祖连使多位农民死亡
1950 年代	玻利维亚圣约昆（San-Joaquin）	马基普引起 12 人死亡
1950 年	韩国	2000 名美国军人感染汉坦病毒
1954 年	巴西	关玛病毒引起关玛热
1956 年	澳大利亚	罗斯河病毒（Ross River virus）引起流行性多发性关节炎
1957 年	印度	基亚沙诺森林病毒（Kysamur Forest disease virus）引起基亚沙诺森林病
1959 年	美国东岸新泽西州	32 人感染 EE，其中 22 人死亡
1959 年	东非地区	欧尼翁尼翁病毒（O'nyong-nyong virus）引起欧尼翁尼翁热
1960 年	美国威斯康星州	La Crosse 病毒引起脑炎
1967 年	德国	7 名实验室人员，处理死于马伯格病毒（Marburg virus）小猴的血液时死亡。
1968 年	全世界	香港型流行性感冒病毒经由鸭子传染人类
1970 年	埃及	在阿斯旺（Aswan）水霸工程期间，东非大裂谷热病毒（Rift Valley fever virus）感染超过万人。
1970 年	尼日利亚	25 名医院的医疗人员及病人感染拉萨热
1975~1976 年	巴西	Rocio 病毒引起脑炎
1976 年	中非扬布库	埃波拉病毒杀死 300 人
1977 年	埃及	东非大裂谷热病毒引起东非大裂谷热
1976~1979 年	苏丹的南方草原	埃波拉病毒蔓延
1979 年	欧洲	猪流行性感冒病毒（由 1918～1919 年的西班牙流行性感冒演化而来）

1981 年	古巴	登革热病毒引起出血性登革热(Dengue hemorrhagic fever)大流行
1981~1982 年	瑞典	辛德毕斯病毒(Sindbis virus)引起奥克尔布疾病(包括卡里利阿热,Pogosta disease)
1985~1989 年	意大利	猪流行性感冒病毒
1987 年	非洲西北部	毛里塔尼亚(Mauritania)的塞内加尔河(Senegal River)水霸筑堤期间,东非大裂谷热爆发
1989 年	美国	卡什河病毒引起关于弯曲以及水脑畸形
1989 年	中国	流行性感冒新品种出现,并经由鸟类传染给人类
1989 年代中期	欧洲	猪流行性感冒病毒(由 1918~1919 年的西班牙流行性感冒演化而来)
1989 年	美国	从检疫留置的猴子中,发现有类似埃波拉的线状病毒(filovirus),震惊联邦政府
1989 年	委内瑞拉	由于要发展农村而开发森林,导致关那连奥引发传染病,至少有 100 个病例产生
1989 年	中国吉林省与黑龙江省	马流行性感冒病毒,患病率为81%,死亡率则超过 20%
1990 年	中国吉林省与黑龙江省	马流行性感冒病毒,患病率为41%
1990 年	巴西圣保罗	一名工程师因沙巴病毒感染而死亡
1990 年代	埃及	再度爆发东非大裂谷热感染
1991~1993 年	拉丁美洲	霍乱流行,至少 90 万个病例,超过 8000 人死亡
1993 年	肯尼亚(Kenya)	黄热病毒(Yellow feverrivus)引起黄热病
1993 年	亚洲	霍乱孤菌 O139 型肆虐
1993 年	墨西哥	委内瑞拉脑脊髓炎病毒(Venezuelan en-cepha- litis virus)引起委内瑞拉脑脊髓炎
1993 年	美国	大肠杆菌 O157:H7、汉坦病毒、多抗药性肺炎疾病、万古霉素抗性肠球菌感染、流行性感冒 A 型病毒、隐孢子虫症及球菌病,在美国估计数万人被感染,4000 多人需住院观察

1993 年	南美洲及欧洲瑞士	大肠杆菌 O157:H7 肆虐
1993 年	埃及	东非大裂谷热流行
1993 年	非洲中东部的布隆迪	志贺痢疾杆菌(Shigella dysenteriae)抗药性菌种出现
1993 年	哥斯达黎加(Costa Rica)及巴拿马	登革热流行
1993 年	俄罗斯	白喉流行
1993 年	美国南方新墨西哥、科罗拉多	啮齿类动物的数量快速增长,汉坦病毒"无名"使 114 人及内华达州得病,其中 58 人死亡
1994 年	玻利维亚圣约昆	马基普使 7 人感染
1994 年	美国东岸费城	耶鲁大学的研究人员意外感染沙巴病毒,但最后获救
1995 年春天	萨伊的 Kikwit	超过 190 人因埃波拉病毒的爆发而死亡
1996 年夏	日本	大肠杆菌 O157:H7 肆虐
1996 年	欧洲	疯牛病(BSE)在英国令数万只牛死亡
1997 年	香港	禽流感 H5N1 病毒肆虐

（Flaviviridae）是已知最久的一科，当中包括黄热病毒及登革热病毒，而这一科都经由蚊子或扁虱传播。

砂状病毒科（Arenaviridae）及布尼亚病毒科（Bunyaviridae）在多种动物身上，都能导致出血热，但它们很少直接在人群间传播，反而多以动物作为载体，依靠它们传播。啮齿类动物就是最好的载体，因为啮齿类动物感染后，不会有任何症状产生，而其粪便、尿液还是散传病毒的最好途径。

线状病毒科（Filoviridae）的病毒，我们知道得甚少，也不了解其传播方式。

出血热病是新兴的病毒中最骇人听闻的。其实它们并不是新兴的病毒，它们在地球已存在百万年之久，透过病毒的基因突变或重组，都可以使病毒的毒性（virulence）增强，再加上环境改变，就以一种全新的姿态出现于世人面前！

病毒的散播

新兴病毒的出现都是经由两个步骤进行。首先是这些病原的先锋部队，先打入人类族群中，这一步可能要花很长的一段时间，也可能要重复不断地进行，在这段时期病毒也可能进行些许改变。接下来才开始在人类族群中散播，事实上有很多病毒不能进行这个步骤，但只要能进行散播，则新兴的病毒就会产生。究其原因，包括以下几方面：

社会因素

人类经济情况改善，使全球人口急速增长（见图1），而生活环境拥挤或战争的发生，会造成人口转移，这些都是社会因素。

人口增加使人口密度上升，微生物在人群间的传播及演化动力就跟着加强。几个世纪以来的都市化（见表2），伴随着人口拥挤而增加微生物传染的机会，如饲养场中的牛、家禽数量过多的拥挤，都是在增加动物感染机会；同样的，植物拥挤会降低空气流通、增加湿度及砂石间的持水性，正好提供微生物生存的最佳环境。

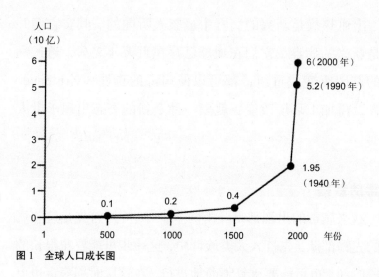

图1　全球人口成长图

表2　　　　　　　　　　都市化情形一览表

年份	超过千万人的城市	总数
1950年	纽约、伦敦 美洲:布宜诺斯艾利斯、里约热内卢、圣保罗、墨西哥城、洛杉矶、纽约	2个
1980年	欧洲:伦敦 美洲:布宜诺斯艾利斯、里约热内卢、圣保罗、墨西哥城、洛杉矶、纽约 东亚:北京、上海、大阪、神户地区、东京横须贺地区	10个
2000年	南亚:达卡、孟买、加尔各答、德里、马德拉斯、雅加达、巴格达、德黑兰、卡拉奇、曼谷、马尼拉、伊斯兰堡 欧洲:巴黎(伦敦已不在名单上)	24个

环境改变

人口转移使活动范围改变，也对环境造成影响。1989 年在委内瑞拉爆发砂状病毒科"瓜纳瑞托"（Guanarito）流行，就是因为社会因素加上环境的改变所引起。当时，为了扩张农村社区，委内瑞拉政府开发社区邻近的森林地带，最初引发出十五个瓜纳瑞托的病例；病毒寄生在老鼠身上，而这次的流行是因为伐木工人，在森林开发地带掀起被老鼠尿液、粪便污染的灰尘所引起。接着，在当地诊断出超过一百件的病例。在森林开发过程中，因为机械操作普及，所以在开发的过程或在农田收割时所使用的机械，不单只把已污染的尘埃扬起悬浮于半空中，也可能意外辗到正在该处活动的动物（例如在田地中奔跑的鼠类），使其已被感染的血液喷洒出来，感染到人类。

其他早已知道会导致出血热的砂状病毒，如"马秋博"（Machupo）于 1952 年出现于波利维亚；"祖连"（Jnin）于 1958 年在阿根廷被鉴定出来。这两种病毒都由啮齿动物所携带，也是由于人类不断的扩张，使它经常出没于人类的住所，增加感染机会。

自 1972 年起，南美洲一些国家灭鼠运动奏效，防止了人类感染马秋博，但经过二十年的风平浪静，这个病毒又再次出现在同一地区，就在 1994 年的夏天，玻利维亚的一家七口通通被感染。

最早于 1940 年代末期的阿根廷彭巴（Pampas）草原出

现，引起阿根廷出血热（Argentinian hemorrhagic fever）；由于当地大面积的玉米耕种，吸引大量带有病毒的老鼠（称为vesper mice）前往，这种啮齿类动物与农人间多次接触后引发疾病流行。

人类也未必是危害环境的唯一分子。1993年"无名"病毒在美国流行，就是因为当年春天在新墨西哥州、内华达州及科罗拉多州山区，以及沙漠地带，发生罕见的大雪及大雨，使得住在松木林中的鼷鼠（无名的寄存者）因意外湿润环境而大量繁殖，它们的数目在短短一年间增加十倍之多！

除了洪水泛滥，旱灾、饥荒都可能导致物类的生活改变。另外，不可忽视的是地球温室效应，造成全球气候变暖和，微生物的生存条件变好，使其选择压力（selection pressure）条件改变。

医学发展的反效果

医学科技一日千里，但近代医学的发展也出现反效果。例如进行器官移植时所使用的药物，会使一些个体产生免疫抑制反应，结果导致个体容易感受到新的病原体，或使一些本来受免疫系统抑制的病原菌重新浮现。此外，滥用药物导致抗药性病原体陆续出现，这是相当严重的问题。

人类行为

在21世纪的今天，空中运输缩短国与国的距离，同样，也使疾病更快速散播，因为任何人都可以在几个小时内，横越太平洋或美国东、西岸，散播疾病给

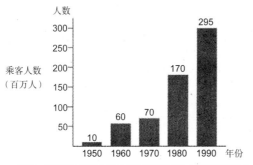

人数

图2　国际间空运乘客人数（资料来源：国际空运联会）

任何人（见图2），大大增加传播的几率。

原本检疫、隔离及根除（eradication）计划可以延缓疾病的爆发，但现今几乎已经没有任何商业贸易的障碍问题，各式各样的东西都可以自由贸易，包括微生物。人类进出口动植物到达另一处非原产、非原属（nonnative）的地方，可能导致致病的微生物跟随着这些植物、动物到达新地方，感染另一群人类。除了人类，动物的迁移也有相同效果。

此外人类行为的习惯改变。例如经销形式、冰冻处理或其他维持食物新鲜的加工，都可以散播有害微生物。而性行为的开放，也会影响微生物的传播及生存，众多传染性性病中（见表3），艾滋病就是一个让人警惕的例子。

食品生产

食品的加工程序的繁复：如运送、切割、冷冻或其他维持品质的处理，都可以增加有害微生物的生长机会，例如有些防腐剂本身除了防腐作用之外，却有利于某些细菌的生长。此外，全球性的食物物流系统，也会帮助它们散播到世界的每一个角落！

表3	1992年全球有报告的传染性性病个案
疾　　病	1992年的报告案例(百万人)
毛滴虫(Trichomonas)	120
衣原体(Chlamydia)	50
乳状瘤病毒(Human papilloms virus;HPV)	30
淋病(Gonorrhea)	25
单纯疱疹(Herpes simplex)	20
梅毒(Syhilis)	3.5
软下疳(Chancroid)	2
艾滋病病毒(HIV)	1.5

资讯设施不足

监测人类、动物及植物整个系统的各部分疾病资料，一直都不理想，当发生新兴疾病的流行时，经常只局限于某一区域的戒备，而且，人类疾病的资料库一直都是片段不全的，更少有动物疾病的线索，遑论植物疾病的资讯，更是少得可怜。

适应与演化

微生物可以经由突变增加感染能力。抗药性是微生物的适应反应，它们用多种不同的突变模式，使自己不受药物伤害，而继续存活。

除了抗药性外，感染能力改变也出现在病毒进入细胞的突变模式中。以流行性感冒病毒为例，它有八节基因组（eight-segmented genome），每一个基因组都独立存在，因此它们可以自由地进行基因配（genetic reassortment），导致其外套表面上的蛋白质血球凝集素（hemagglutinin, HA）抗原及神经氨酸酶（neuramindase, NA）抗原出现不同类型。也因此流行性感冒的 A 型病毒的新品种，可借由这种方式产生新的亚型组合，我们称为"抗原漂移"（antigenic drift）。病毒原本依附在海岸上的候鸟中，但它们感染了农田的鸭子，而传到猪中并进行遗传再分配，经过这个过程后，新的流行性感冒A型病毒品种就浮现出来，并借由猪传染给人类。

历史上，1918~1919 年猪流感（Swine influenza）造成 2100 万人丧生，比第一次世界大战死的人数还多，它是属于 H1 型的 HA。直到 1957 年亚洲型流行性感冒出现，它是属于 H2N2 亚型；即 H2 型 HA 及 N2 型 NA；到 1968 年，香港猪流感大流行，它的 HA 型为 H3 型，而在 1997 年香港爆发的"禽流感"H5N1 型，也是因为 HA 及 NA 漂移，使得人类每隔一段时间，就得面对流行性感冒的大流行！

除此之外，病毒的毒性也可以经由累积单一突变的发生，使 HA 及 NA 产生新品种。例如 1983 年，新品种流行性感冒病毒 H5N2 型（HA 基因上的突变，使它一个氨基酸改变）造成美国宾夕法尼亚地区的鸡大量死亡。而 H5N1 香港禽流感病毒上的 HA 及 NA 基因也有突变存在。

如果病毒的基因组不是分节的话，它们也可以经由基因重组，产生另外一个新兴的疾病。例如西方马脑脊髓炎（Western equine encephalomyelitis virus）与辛德比斯类病毒（Sindbia-like virus）就可以互相发生重组（根据 DNA 序列分析，可能在一百至二百年前发生）；人类 T 细胞淋巴性病毒（human T lymphotropic virus）I 型（HTLV-1）及 HTLV-II 型也会发生重组，导致它们的外膜蛋白质（envelope protein）基因发生改变，及感染模式改变。

RNA 病毒要比 DNA 病毒更容易突变，这是因为 RNA 病毒合成时，所用的 RNA 聚合缺乏修改机制，导致合成时错误的地方无法修正，才使突变率上升；但 DNA 病毒合成时，所用的 DNA 聚合，可以修改错误，使得突变率降低。出血热病毒都是负股（negative stranded）RNA 病毒，也就是说病毒要合成能制造蛋白质的正股（positive stranded）RNA 之前，要利用 RNA 聚合把负股复制出正股，也正因为 RNA 聚合的错误是不能修补的，所以因错误引起的突变就能累积下来，这就能解释为何病毒能快速突变，适应环境。

历史事件

意大利航海家哥伦布在 1492 年登上美洲新大陆后，就开启了所谓"新世界"与"旧世界"间的交流。在 15 世纪时，美洲的人口估计与欧洲的人口相差不多，约为 5000 万至 8000 万人。到了 16 世纪，欧洲由于从各占领地得到许多输入的货物，导致人口上升；但是，相反的在美洲虽然大量输入奴隶，人口却突然下降。这是因为很多疾病，由旧世界扩散到新世界。

许多研究希望能澄清自 1492 年以来，大西洋两岸间疾病的交互作用及其影响。许多人相信，早在 15000 至 40000 年之前，大西洋两岸的人种已被完全阻断。因此，两地的生活环境、食物、历史事件、社会组织、医疗观念及方式，甚至生物物种及所流行的疾病，都完全被隔成两套（甚至可视为更多套）与不同的病理共通性质（patholocenoses）[①]。

在旧世界中，欧洲亚洲间疾病的交流，虽然不频繁，但始终在进行着，由 500 年至 1300 年代，欧亚文化接触地带都发生着疾病的交流，例如 1347 年鞑靼商队把流行性淋巴腺鼠疫带到欧洲，造成黑死病流行。在美洲大陆，情况却变得复杂，对美洲人而言，天花、麻疹、流行性感冒、疟疾及黄热病都是前所未见的，这些疾病毁灭了没有免疫力的人口，堪称史上空前的大灾难。这当然不能只怪罪疾病，美洲地区死亡率的增加，和开发矿场中危险工作环境有关。

反观欧洲方面，似乎很少报道关于中美洲人口疾病传到欧洲。其中引起争议的就是梅毒，到底是哥伦布的人员从美洲带入欧洲的呢？抑或是它本身一直在欧洲，以慢性感染方式存在着，而医生们却一直误认为是麻风？或是 1492 年后的互相交流，使得两地梅毒发生遗传性改变？这些都有待研究澄清。

值得一提的是，欧洲虽然免受美洲大陆疾病的威胁，但

---

① 病理共通性质（patholocenoses）是指在特定时代的人口中，存在着的整体致病机制的客观情况。

因为欧洲输入大量新世界的农作物到欧亚非,如玉米、马铃薯、花生与树薯等容易生长又有食用价值的作物,这是 16 世纪欧洲人口突然上升的原因之一,同时也造成社会及经济的改变。

结语

　　人类的自私行为会影响大自然的运作,新兴疾病的出现与人类也是息息相关(见表 4),聪明的人类在面对这些新兴的病毒时,也应该能同时体会与大自然共存的艺术。

表 4　　　　　　　　　　新兴的疾病与人类因素

	人口侵扰	都市化	空中旅程
细菌:			
1.疏螺旋体属细菌(Borrelia)	×		
病毒:			
1.登革热(Dengue)		×	×
2.线状病毒(Filovirus)			×
3.汉坦病毒(Hantavirus)	×		×
4.缺乏人类免疫病毒第一型(HIV-1)		×	×
5.拉萨热(Lassa)		×	
6.罗斯河(Ross Rive)	×		
7.黄热病(Yellowfever)		×	×
原生动物(寄生虫等):			
1.梨形鞭毛虫属(Giardia)			×
2.疟疾(Malaria)		×	×
3.类圆线虫属(Strongyloides)			×

流感病毒的前世今生

□ 施信如

　　长久以来，人类不断遭受流感病毒的威胁。1931 年第一株流感病毒分离出来后，科学家终于得以开启相关研究，一步步揭开它神秘的面纱。

　　"流感"近几年来在全世界许多地区几乎成为家喻户晓的名词，不仅电视、报纸杂志多有报道，在谷歌被搜寻的次数大概也为所有病毒之冠。科学家甚至发现：由谷歌流感相关讯息量的突然暴增，可以预测即将到来的流感疫情。"流感"似乎很"流行"，这个病毒究竟为何有这么大的魔力，造成这么大的影响力呢？为什么之前有所谓的"禽流感"，最近有"猪流感"，世界卫生组织又将它正名为"H1N1 新型流感"？也听说过 H1N1 人流感、季节性流感，到底这么多流感之间，有什么共通点或相异点呢？

命名与分类

流感（influenza）这个词，源于 14 世纪中期的意大利文"influentia"，意思是说一种超乎自然、神秘、影响力极大的疾病。当然在那个时代，无法了解这个可怕的疾病是源于病毒。直到 1933 年，科学家从病人身上分离出流感病毒，不仅对致病原因有所了解，也发展出有效的疫苗，减低了流感病毒的感染率及致死率。

流感病毒共有八节基因，可以制造出十到十一种病毒蛋白质，其中有两个蛋白质会被糖化，称为"糖蛋白"。这两种糖蛋白——血球凝集素（haemagglutinin, HA）和神经氨酸酶（neuraminidase, NA），会表现在病毒的颗粒表面（见图 3），具有"抗原性"，也就是说它们会引发被感染的宿主产生相对应的抗体。因此在实验室里，科学家可以根据不同的抗原、抗体反应，加以区分不同形态的病毒株。A 型流感病毒就以 HA 及 NA 的不同，进一步

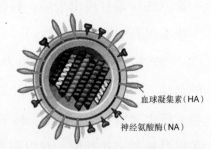

血球凝集素（HA）

神经氨酸酶（NA）

图 3　流感病毒结构示意图。病毒表面有血球凝集（HA）和神经氨酸酶（NA）两种糖蛋白，蛋白外壳内则包裹了八节不同的基因。

分出许多不同的"亚型"。

例如我们最近听到的"H1N1 新型流感",指的就是第一型 HA 及第一型 NA 的组合；而前一阵子听到的 H5N1 禽流感，则为第五型 HA 及第一型 NA 的组合。A 型流感病毒有多少种亚型呢？自然界中至少有十六种 HA，九种 NA，所以加乘起来有一百多种不同的亚型。而除了 A 型流感病毒之外，还有 B 型及 C 型，分类的方式则是以病毒另外的两种蛋白质——基质蛋白（M）及核蛋白（NP）所产生的抗原性来区分。

流感病毒研究的历史

要解决病毒带给人类的灾难，一定得先了解病毒的特性；而要了解病毒，必须先将病毒分离出来，才能加以研究。历史上的第一株流感病毒，是由美国科学家理查德·肖普（Richard Shope），在 1931 年从猪身上分离出来的。很快的，1933 年另外一位科学家帕特里克·莱德劳（Patrick Laidlaw），也成功从人身上分离出流感病毒。有了纯化的病毒后，科学家不仅能研究病毒的基础生物特性，更进一步发展出疫苗及抗病毒药物。

但因为病毒容易突变，在自然界中也累积了许许多多的变异种，使得疫苗和药物的功效都打了折扣。至今，人类仍面临流感病毒严峻的挑战，其中最大的挑战，就是如何避免像 1918 年的西班牙大流感再度爆发。当年，全球约有 5000

万人死于流感，而且死亡的人很多是青壮年。为什么会有这么严重的疫情？病毒源自哪里？为什么许多抵抗力不错的年轻人会因为感染而死亡？许许多多的疑问，一直是科学家亟欲探求的。

究竟要如何研究 1918 年的病毒呢？ 1995 年左右，美国科学家杰弗里·K. 陶本贝格（Jeffery K. Taubenberger）为了探索 1918 年流感病毒的秘密，他先找出 1918 年死于流感的病人肺部组织切片，从切片中将流感病毒的遗传物质——RNA 提取出来，再将病毒的 RNA 定序，成功解出 1918 年流感病毒的基因序列。序列一旦解出，科学家就可以进行许多实验，来了解这株神秘的病毒。

病毒演化学家从基因图谱的分析，推测这株病毒极可能直接来自禽鸟类，在一个未知的宿主动物或在人类身上经过一段时间，产生了一些基因变异，而成为适合在人体复制，且容易在人群中传播的病毒，因而造成全球的大流行。结构生物学家进一步根据 1918 年流感病毒的基因序列，大量表现血球凝集（HA）并解出它的结构，发现原来是一个氨基酸的突变，会使一株类似禽流感的病毒，变得容易与人类呼吸道细胞相结合，进而侵犯人类。

1918 年流感病毒的研究在近十年来不仅掀起一股热潮，所获得的结果对新兴病毒感染的预防和控制，及重症可能的治疗方式，均提供了非常宝贵的讯息。科学家在解出 1918年流感病毒的基因密码后，也结合这几年发展出来的新技术，将 1918 年的病毒重新组装成活的病毒，借此深入研究其致毒性。这种组装病毒的技术称为"反转基因学"（reverse genetics）。

每一段流感病毒的基因均被接至特殊的质体，带有八节病毒基因的八个质体，可以一起被送入细胞中。在细胞内，质体中的病毒基因可以复制，并且制造出病毒蛋白质，最后组装成具有感染力的病毒颗粒。这个技术在疫苗的制造上也非常重要，因为科学家可以在质体中任意对病毒基因"动手术"——更改它的密码，而制造出减毒的疫苗种子株。

流感病毒的特性

流感病毒是不是一个"超级强"的病毒？答案应该是："和其他病毒一样，有可能是，而且比其他病毒的几率大些。"不同的流感病毒株之间存在着许多变异，这些变异分布于八节不同的基因上，也会造成病毒毒性的差异。例如 1918 年的流感病毒基因序列与现在的季节性流感大不相同，科学家分析这两株病毒对宿主产生的毒性差异也极大，宿主动物被 1918 年的流感病毒感染后产生大量与免疫反应有关的基因表现，表示它的致病性也较强。

流感病毒为什么会这么容易突变呢？主要有以下三大原因：

一、流感病毒属于 RNA 病毒，由病毒自己的 RNA 聚合来执行病毒基因的复制。RNA 聚合不具有校正的功能，做错就算了，因此会累积许多的突变。

二、流感病毒的基因有八节，当两株不同品系的病毒同时感染相同的宿主细胞时，这八节基因间可能产生互换，而产生一株新的病毒。

三、流感病毒在自然界中有许多宿主物种，包括禽鸟类、猪、马、鲸鱼、猫、狗等。流感病毒在不同物种的宿主中各自演化，累积更多的差异。然而，偶尔产生了跨越物种的感染，对新被感染的物种而言，即是一个"新型"的流感——大部分的个体均无免疫力，就容易形成大规模的疫情。一旦感染的数目大了，死亡的案例势必不少。

流感病毒一般而言是以飞沫的方式感染宿主，目前科学界研究认为，源自不同宿主的流感病毒，各有其最适合的生长温度。举例而言，禽鸟类的正常体温约 39℃，比人类高，因此禽流感在人类上呼吸道有效繁殖的几率并不高，借由病患咳嗽、打喷嚏，而造成大规模人传人的可能性不大。除非禽流感病毒本身产生一些适应性的突变，能在较低温（33℃~35℃，约为人类上呼吸道的温度）的环境中有效地复制，才会爆发大疫情。哪些基因的突变，会使病毒在不同温度、或不同物种细胞中，仍能有效地复制？目前并不是很清楚，而这也是整个流感科学界很想要探讨的问题。

H1N1 新型流感

2009 年 4 月，墨西哥与美国爆发人感染猪流感的疫情，为 A 型流感 H1N1 病毒，并且证实加拿大、美国与墨西哥所流行的同为猪流感病毒，与美国加州过去监测到的猪流感病毒相近（见图 4），因此初次鉴定时称为猪流感（swine flu）。根据我国疾病管制局的数据显示（2009 年 5 月 22 日），至今全球已有 11168 名 H1N1 新型流感患者，其中有 86 人死亡。这些病例大多为健康的年轻人，与季节性流感好发于老人与小孩的情形不同。世界卫生组织（WHO）的报告指出，已有四十三个国家发生实验室确定病例。

此波疫情的源头，被怀疑是墨西哥东部维拉科鲁兹农村的四岁男童赫南德兹，他于 2009 年 2 月初就发病，检验显示他感染的就是 H1N1 新型流感病毒。美国在 5 月 10 日时已有 2254 名确定病例，包括两例死亡；在美国出现的案例都没有接触过猪，因此专家已经确定此病毒是经由人传人来散播。

这些案例为人类流感的症状，并未有并发症出现，与一般季节性流感不同的是，有伴随呕吐与腹泻的症状，这与过去所知猪流感感染人体所出现的症状类似。在美国的一位案例曾注射季节性

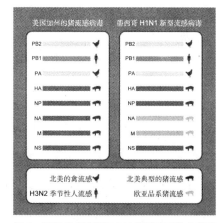

图4 2009 年墨西哥 H1N1 新型流感的八节病毒基因，来自猪、禽、及人的组合（图右）。此病毒基因与美国加州过去监测到的猪流感病毒基因（图左）相类似，因此初次鉴定时称为猪流感病毒。

流感疫苗，其余案例则不清楚。由于此流感病毒带有以往未曾发现的基因，虽然与季节性流感同为 H1N1 亚型，但是疫苗所能提供的交叉保护力，可能不足以保护注射者免于病毒的感染。

H1N1 新型流感病毒具有独特的基因组合，未曾在美国的猪及人流感中发现。最近美国疾管局完成两株 H1N1 新型流感病毒部分的基因序列分析，结果显示皆为典型的猪流感 H1N1 亚型，两株病毒的八节基因序列都十分相似。经由基因比对结果得知，其中六段基因（PB2、PB1、PA、HA、NP、NS）都与美国加州过去侦测到的猪流感相似，但是 NA 与 M 基因则与欧亚品系的猪流感较相近（见图 4）。其中 HA 基因，又与美国境内的人士身上分离到的猪流感，在演化上属于同一品系，皆为人禽猪流感的混合体（triple reassortment lineage），但是却有将近二十至三十个氨基酸的差异；相较之下，北美与欧亚品系猪流感的 NA 差异更大，超过 77 个氨基酸。

事实上，早在 1918 年西班牙大流感之后，H1N1 流感病毒就已经在猪身上持续地流传，成为北美猪农场呼吸道疾病普遍的病源。而在 1998 年，美国分离出人禽猪混种（triple hybrid）的猪流感病毒，此类病毒似乎有持续地从人流感病毒获得基因的倾向。所幸的是，抗病毒药物"克流感"仍能有效地对抗 H1N1 新型流感病毒。

结语

　　流感病毒的大流行在人类最近四百年的历史中曾发生过十二次，约每一百年会发生三次。现今距离 1968 年的 H3N2 香港流感已有四十年之久，因此全世界的流感病毒学家都预测，新型流感的大流行只是时间早晚的问题而已。虽然科学家研究流感已有一段历史，对流感病毒有越来越多的了解，但是到目前为止，还是无法预测病毒突变的方向。面对高深莫测的病毒，科学家只能更谦虚地向过去和现在的病毒学习，才能降低未来它对人类的威胁。

新型流感的挑战与对策

□ 苏益仁

日前 H1N1 新型流感疫情爆发，为有效对抗传染疾病散播，人类业已建立防卫机制，寄望能有效预防疫情蔓延。

2009 年 4 月墨西哥发生了 H1N1 新型流感，4 月中旬疫情已传到北美的美国及加拿大，并有零星案例传至全球四十一个国家，截至 5 月 21 日已有超过 11034 个病例及 85 个死亡病例。世界卫生组织（WHO）也首次发布了历史性的第五级疫情，并极可能再升高为第六级，此外还预测在秋冬将有第二波全球大流行。

近年来，全球面对大自然各种层出不穷的挑战，诸如南亚的海啸、美国奥尔良的飓风、9·21大地震及汶川大地震、2003年的SARS、2003~2005年的H5N1禽流感等,人类生命不断受到威胁。虽然科学不断在进步,但新兴疫情的演变也不断推陈出新。由历史来看,面对新疫情的来临,经验及权威似乎都不可靠,甚至可能成为阻碍。唯有将真实面貌呈现出来,依据科学法则或19世纪起便被人沿用至今来判断病源的"科赫假说"(Koch hypothesis),去迅速判断病源,才是唯一的金科玉律。

自1918年的西班牙大流感到2009年墨西哥的H1N1新型流感,历经九十年,人类在医学及科学上已经有了长足的进步。与20世纪相比,抗生素及抗病毒药物的研发与诊断技术的进步,真不可同日而语。SARS自2003年2月在中国爆发,至2003年4月鉴定出变种冠状病毒只有短短两个月,相较于1918年的流感经历十三年才确定病因,是一个很大的进步。此次的墨西哥H1N1新型流感更只花一两周即确定为猪流感病毒。2003年的SARS在WHO的统合下,制定了各项全球遵循规范,如旅游警示等,有效地阻止了SARS的进一步侵袭。这些发展说明了人类在科学上的进步。

面对来势汹汹的禽流感及新型流感,在人类历史上也是第一次可以经由科学性监测(surveillance),来追踪病毒基因的演变,并预测可能的毒性及疫情,可算是一个新的里程碑。全世界的科学家都在观察,这样的科学进步究竟能否有效去控制或预防流感大流行,也许只有许多年以后才知道答案。

流行性感冒的重大历史事件

在人类过去四百年历史中，已知共发生了十二次流感大流行。此次墨西哥的 H1N1 新型流感已知是禽、猪及人流感三种病毒的重组病毒，与季节性流感病毒的 H1N1 无关，且无交互保护作用，因此是一全新的病毒。图 5 是 1918 年、1957 年、1968 年、2003～2005 年及 2009 年，所发生的几次新型流感大流行，以及病毒基因的来源及重组情形。1918 年的 H1N1 西班牙流感及 2003 年起的 H5N1 流感，皆是由禽直接跳至人类而感染，病毒的毒性较大。西班牙流感据估计死亡达 4000 万人以上，尤其在美国宾州及东北部

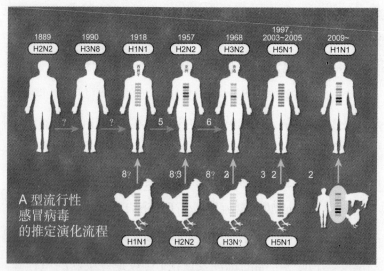

图 5　20 ～ 21 世纪的几次流感大流行与病毒基因的来源。1918 年西班牙流感起源于禽传人；1957 年的亚洲流感与 1968 年的香港流感起源于人、禽流感的组合；1997 年及 2003~2005 年的 H5N1 禽流感与 1918 年类似，八段基因皆源自禽类；2009 年的墨西哥 H1N1 新型流感则含有猪、禽及人流感三种基因组合。

造成重创。而 H5N1 禽流感虽未演变成人传人的疫情，但死亡率亦在 60% 以上。1957 年的 H2N2 亚洲流感、1968 年的 H3N2 香港流感及 2009 年的 H1N1 墨西哥流感，则是由禽及人流感在猪身上重组后再感染人，因含人流感病毒基因，引起的毒性较轻，未来 H1N1 大流行究竟会造成多大的疫情，尚不得而知。

人畜共同传染病（zoonosis）是新型传染病的主要来源。2003 年的 SARS 病毒现已确认蝙蝠是原始宿主，由蝙蝠传给广州佛山市场上的果子狸，再传染给小贩而突变为 SARS 冠状病毒。艾滋病病毒（HIV）现也已知是由非洲中部的丛林绿猴，在 1970 年代引入海地而传染至人。由此可见，人畜共同传染病是新兴传染病病源的主要来源。由于环境的破坏或人类入侵动物的栖息地，人畜间产生过去不曾有的密切接触，因而使病原相互传染及重组，爆发全新疫情，人畜共通传染病无疑是大地的反扑。

由 SARS 的教训谈起

回顾过去五十年的防疫经验，世界卫生组织扮演着一个对抗全球疫情的关键角色，包括全球监测（global surveillance）、通报、疫情发布、药物与疫苗研发、资源提供及调度、旅游警示，甚至经济受创的评估与应对等。2003 年，当 SARS 发生时，世界卫生组织在当年 3 月即已展开病源探讨、研究流行病跟疾病传递模式（model of transmission）、临床

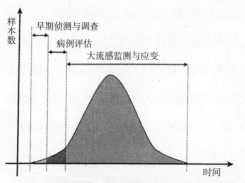

图 6　本图为疫情的流病曲线图。一个疫情发生时的三个防疫启动阶段，由早期第一阶段的侦测及病原调查，到第二阶段的传染方式及临床评估，以迄第三阶段的防疫及监测，是传染病防疫的三个阶段。

症监测、死亡率评估以及有效的反应策略（见图6）。

SARS 的经验说明了世界卫生组织利用全球病例的资讯加以分析及评估，即时提供全球防疫的典范。面对 H1N1 新型流感的到来，世界卫生组织在紧急情况下，如何与国际合作，协调物资的适时补给及疫情的即时掌握，将对疫情控制十分重要。

世界卫生组织针对全球疫情会定下疫情的分期，依全球各地疫情发布启动机制（见图7）。此次墨西哥的 H1N1 新型流感，在4月25日时仍被世界卫生组织发布为第三级，但很快在4月28日即调整为第四级，表示墨西哥已有大规模社区感染。但在4月30日当美国病例逐渐增加时又立即升级为第五级。当

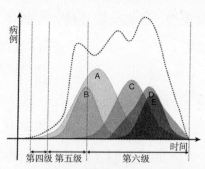

图 7　世界卫生组织（WHO）对全球疫情的分级。第三级是由禽传人的有限性传染，第四级是一个国家发生社区感染，第五级是一个地区两个国家发生人传人的社区感染，第六级是两个不同区的三个以上国家的大流行。图中虚线曲线表示全球流行曲线，A~E 表示国家。

欧洲地区又发生疫情时，世界卫生组织本想将疫情升级，但因欧亚地区的病例主要仍是由墨西哥及北美传入，而且疫情并未扩大，加上如宣布为第六级疫情，在国际间对经济活动、商业活动及旅游影响深远。比如说，在宣布为第六级疫情时，全世界即进入紧急状态，许多防疫药物及疫苗的专利保护都将失效，各国政府都可紧急制造，对国际大药厂的营运影响甚巨。因此，世界卫生组织只提出冬天第二波疫情将大规模来临，全球必须备战的警讯。

疫情的可能演变及应变策略

此次 H1N1 新型流感，美国有一项针对 654 名病例的分析，已发表于 2009 年 5 月 7 日的《新英格兰医学》杂志（The New England Journal of Medicine）。墨西哥的病人重症及死亡比率较高（4%～6%），可能是因为诊断延迟未能即时投予抗病毒药物，病毒的毒性及宿主的免疫反应，似乎不如 1918 年的西班牙流感以及 H5N1 禽流感。因此，如能早期诊断并投予克流感，病情皆十分轻微。这些资讯是此波 H1N1 新型流感最重要的疫情资讯，与 2003 年 SARS 的"不发烧、不传染"实有异曲同工之妙。

依 1918 年大流感的经验，新型流感会有三波疫情，第一波疫情通常较小，类似此次的 H1N1 墨西哥及北美疫情，但在约六个月后当秋冬来临，北半球国家可能会有大流行，并于次年冬天再来第三波。因此，世界卫生组织预测秋冬可能会有 H1N1 新型流感的大流行。由于病毒的特性及疫病形态在此波皆已明了，且到目前为止，抗病毒药物"克流感"仍然对 H1N1 病毒有效，因此，人们其实可以将此波新疫情等同季节性流感来对待，只是疫情可能会较大。

表 5 所列是流感大流行时，各项防疫策略的功效评估，及所付出的代价（预算或经济损失）。英国伦敦帝国学院（Imperial College London）的弗格森（Ferguson）于 2006 年发表在《自然》的文章提及，机场管制对大流行期的效果不佳，即使做得十分严格（99%有效），也只能延缓疫情二至三周。相反地，流行期发烧病人在家休息或隔离、停课等公卫措施，可以减少 40%~50%疫情。如能大量预防性投药超过 50%以上人口，便是极佳的防疫策略。而疫苗仍是目前最佳的防疫策略，即使保护力低也应注射。

表 5　　　　　　流感大流行时防疫策略的功效评估

策略	功效	代价
1.机场管制	低，只延缓 2~3 周	大
2.学校停课	佳，减少 40%	低（可补课）
3.病例隔离	佳	低
4.接触者家中隔离	佳	低
5.抗病毒药物治疗	佳，减少传染力	低至中等
6.预防性投药（50%人口）	极佳，50%~75%	中等
7.预防注射疫苗*	最佳，即使保护力低	中等

抗病毒药物目前如被广泛使用，经过三至六个月后，病毒可能会突变而对药物产生抗药性。但即使如此，另一抗病毒药物瑞乐莎（Relenza）仍会有效。此外，新病毒的疫苗在第二波疫情来临时，是否来得及注射也是关键，为减低防疫冲击，应大量注射季节性流感疫苗，以减少季节性流感病例。除了抗病毒药物外，H1N1 新型疫苗仍是最重要的防疫利器，应视为战备物资，加紧采购或自制。

大流感期个人的防疫作为

根据过去几次大流感及季节性流感的经验，个人的卫生及生活习惯，仍是防治流感的最重要措施，如勤洗手、避免去公共场合及发烧时戴口罩等重要守则。过去几年来发现，蔬果及藻类中的 Omega 3 或其他分子，具有预防病毒感染的功效，因此，人们除保持好的卫生及生活习惯外，饮食的选择也很重要。大流行时，学校应停课，避免不必要的集会，如非必要，旅游，尤其是至疫区，应该避免。秋冬如出现流感症状，如发烧、咳嗽，尤其出现肌肉、骨骼酸痛、头痛及腹泻等合并症状，应搭乘私人交通工具立即就医，只要适时授予抗病毒药物，应可安然度过。

结语

在历经 1918 年、1957 年及 1968 年的流感大流行后，20 世纪科学的进展，使世界卫生组织可以针对 SARS 及 H5N1

禽流感疫情，进行有效率地统合并控制疫情。人类正以一种全新的作为，包括病毒的监测、药物及疫苗的研发，而有效地控制各项新疫情。

流感疫苗的研制现况

□萧佳欣　　胡勇志　　周爱湘　　庄再成

注射流感疫苗，是防制流感最好的方法。面对 H1N1 新型流感，如何加紧脚步研制疫苗，是疫苗厂的一大挑战。

疫苗（vaccine）一词源于牛痘病毒（vaccinia virus），牛痘病毒为一种低毒性痘病毒，能刺激个体引发免疫反应以对抗天花（smallpox）。1775 年英国外科医师爱德华·詹纳（Edward Jenner），发现挤牛奶的工人较不易得天花，即使被感染了，所引发的症状也相对轻微。因此，詹纳医师在 1798 年发表了牛痘种痘法。1885 年，法国的巴斯德（Pasteur）将狂犬病病毒接种到兔子的脊髓，使病毒毒性减弱后再接种到人体，发现可防止疾病。由于此构想来自于詹纳的种痘理念，因此巴斯德将此种物质称为疫苗，进行此种行为则称为预防接种（vaccination）。

一般而言，疫苗发展的基本条件包括：必要性、安全性、有效性与经济性。而一个有效的疫苗也应具备安全性、保护性、持续性和低副作用等基本条件。其中保护性指的是，有效疫苗能诱发个体产生抗体或保护性 T 细胞，使个体免于疾病的感染。

流感病毒与流行性感冒

季节性流行性感冒（seasonal flu）是由流行性感冒病毒（influenza virus，简称流感病毒）所引起的呼吸道疾病，该病毒属于正黏液（orthomyxoviridae）病毒科，可分为三型：A、B 与 C 型（见表6）。A 型及 B 型容易感染人类，而 C 型流感病毒较不易导致大流行，发病症状也较轻。就病毒的宿主而言，人类为 B 型流感病毒唯一的宿主，而易造成大规模流行，且症状也较为严重之 A 型流感病毒，不但可寄宿于人体，其他诸如马、猪等哺乳类动物亦可成为它的宿主。

最盛行的 A 型流感病毒具有多种不同的亚型（subtype）。这些亚型是依据病毒表面的二个糖蛋白（glycoprotein）——血球凝集（hemagglutinin, HA）及神经氨酸酶（neuraminidase, NA）的组合来区别。由于 A 型流感病毒的 HA 蛋白有 H1

表 6　　　　　　　　　　流感病毒的分类

病毒类型	特性	宿主
A 型	通常造成较严重的病征；可造成广域性(epidemic)流行与普遍(pandemic)流行；病毒变异快速。	人类、禽类、马、猪等哺乳类
B 型	通常不会造成严重的病征；大多造成地方性(endemic)流行；相较于 A 型病毒而言，病毒不易有大变异。	人类
C 型	通常造成的病征相当轻微，因此对公众健康的冲击较小。	人类、猪

至 H16 等十六种，而 NA 蛋白有 N1 至 N9 等九种，故两者可组合成如 H1N1、H1N2、H3N2 等共 144 种不同亚型的 A 型流感病毒。

　　1997 年发生于香港的 H5N1 禽流感疫情震惊了全球，此因从未传染给人的高致命性禽流感病毒（H5N1）经由鸡感染了人，造成 18 人感染，6 人死亡，死亡率超过 30%。自 2004 年以来，亚洲及欧洲地区陆续传出人类感染 H5N1 病毒的病例，致死率约 65%。而 2009 年 4 月，墨西哥爆发的流感疫情，被认为是由加州流传的猪流感病毒，即 A 型流感病毒 H1N1 的突变种（混合了人、禽与猪的基因片段）所引起，虽然仍属于 H1N1 亚型的病毒，但因不同于以往分离鉴定的病毒株，属全新的病毒，故称为 H1N1 新型流感（见图 8）。

　　流行性感冒主要是通过飞沫传染，尤其在密闭空间中，容易经由感染者咳嗽或打喷嚏的飞沫而传染他人；此外，由于流感病毒可在低温潮湿的环境中存活数小时，因此也可能因为接触口沫或鼻涕等黏液而传染。目前要控制季节性流感疫情，可接种预防性疫苗，或使用治疗性抗病毒药物。根据研究指出，全球流感病毒的抗药性有增加的趋势，因此，防制流感的最好方法，就是注射流感疫苗。

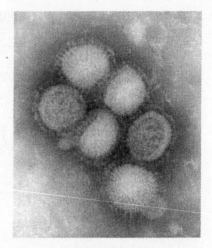

图 8　H1N1 新型流感病毒的电子显微镜图

流感病毒

全球流感疫苗制造现况

　　流感疫苗的选用是全球一致的，世界卫生组织依据全球八十三个国家和地区，超过 130 个监测点所侦测的流感病毒，于每年 2 月召开会议，研商并选定病毒后，由疫苗制造厂生产并供给各国使用。目前市面上的流感疫苗，可分为三价灭活流感疫苗（inactivated trivalent influenza vaccine, TIV），与活性减毒活流感疫苗（live-attenuated influenza vaccine, LAIV），两者都是利用鸡胚胎蛋培养病毒（见图 9），再加以去活化或减毒制成。

　　近年来，全球流感一直同时有 A 型 H1N1 与 A 型 H3N2

两株病毒，所以流感疫苗的成分都包含此两株病毒与一种 B 型流感病毒。由于流感病毒的变异性极大，几乎每年均会发生变异，因此原注射的疫苗对于不同抗原型病毒，不一定具有免疫力，以致保护

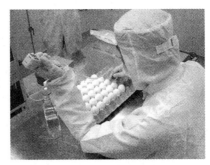

图9　研究人员将病毒接种到鸡胚胎蛋中，以大量生产流感疫苗。（图片来源：PT. Bogor Life Science and Technology）

效果降低。即使病毒未发生变异且疫苗成分相同，其保护效果亦约只能维持一年，因此建议每年均需接种一次。

截至 2008 年，世界上总共有十三家公司进行流感疫苗的产制，分别位于美国、英国、加拿大、荷兰、德国、瑞士、日本、法国及澳大利亚。每年这些公司大约制造 4.6 亿剂的三价灭活流感疫苗，但是这些疫苗的剂量，并不足够注射于易罹患流感的高危险群体，例如六十五岁以上的年长者、六至二十三个月大的婴儿等。实际上，全球疫苗的需求高达 12 亿剂量，但是每年却只有 4 亿多剂的疫苗供应量，这是因为全球疫苗产业的辉煌时期早在十几年前就已经结束，且近十年来仍继续恶化。

疫苗的产制无疑将有益于年长者及幼儿，因为幼儿还未接触过流感病毒，不容易产生抗流感抗体；年长者的抗流感抗体已减少，进行预防接种可以使他们增加或产生新抗体。另一方面，增加流感疫苗的接种率，可以省下一笔可观的经

费。举例来说，2003年冬天因为SARS的缘故，多花费1亿元购买流感疫苗，结果2004年冬天流感病例及死亡人数大为降低，为健保支出省下了13亿元。因此，注射疫苗的益处为节省经费，如花费一元购买疫苗，可为健保省下7~20元成本。

我们需要的新型流感疫苗

当新型流感威胁的脚步逐日逼近时，我们的流感疫苗在哪里呢？在加拿大，政府对民间业者有极大的资助：建立了一份十年的合约，保障每年采购数百万剂的疫苗。欧美等先进国家也是如此。除此之外，这些国家政府的卫生防疫基金，也大力支持生物安全第三等级的流感疫苗工厂的兴建，并于各年度实际提拨所需的流感疫苗准备金。

2009年4月，墨西哥市传出猪流感人传人的新型流感疫情，不到一个月，就有多达8500位确认病例及66位病人死亡。此疫情迅速蔓延到亚洲、中美洲、北美的加拿大及美国，甚至传到欧陆，至6月19日，已有77个国家确认有H1N1病例。此病毒已确认是由猪、禽及人流感病毒的三重重组病毒，因主要发生于年轻人，可以确定过去注射的季节性流感疫苗，并无法保护H1N1新型流感病毒的感染。

2009年秋冬，此波疫情极可能在北半球衍生更大规模的流行，因此，世界卫生组织于5月1日召开了H1N1新型疫苗的会议，商讨如何在季节性流感疫苗的制程中，加入

H1N1 新型流感疫苗；或在原来三价灭活化的季节性流感疫苗中减少一种，而加入 H1N1 新型流感疫苗；甚至是分开两剂注射。目前世界卫生组织虽尚未决定注射政策，但已建议各大疫苗厂尽速生产 H1N1 新型流感疫苗。

新型流感疫苗研制的困难

相信很多人会问，为什么季节性流感疫苗不能保护H1N1新型流感？世界卫生组织及美国疾管局从最新科学研究结果发现，季节性流感疫苗对 H1N1 新型病毒没有保护作用，所以一定要研发新型的 H1N1 流感疫苗。

新型 H1N1 疫苗的病毒株在今年 5 月下旬才被选殖出来，而季节性流感疫苗在每年 2 月即选株完成，五大疫苗厂已开始制造，现在要再加入 H1N1 新型病毒株，在制程及实际应用上有其困难，是否有多余的设备及人力去生产新型疫苗，也是一大挑战。

在生产疫苗制程中，药品管理需有一个参考标准，否则无法控制新疫苗的效果。

为此，NIBSC 及美国食品药物管理局（FDA）目前正在研发品管参考标准试剂（QC Test Reference Standard Reagents），希望借此严格控制新型疫苗的品质。除此之外，如何包装新型 H1N1 流感疫苗，需不需要防腐剂（preservatives），也都是生产时需要加以考量的。

如何研制新型流感疫苗？

为了让人们对疫苗研发、制程及时程上有所认知，今以鸡胚胎蛋为基础的新型流感病毒疫苗为例子，作一扼要解说（见图 10）。

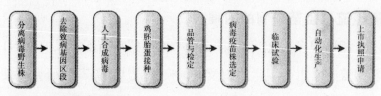

图 10　疫苗研发、制作过程。

要研制流感疫苗，首先必须对流感病毒本身有所了解。研究人员通过布置于各地的流感病毒侦测实验室，由病人的临床病毒检验，分离出常见的流感病毒野生株；经过测试了解病毒株的特异性，再将病毒接种于鸡胚胎蛋，紧接着做该病毒的鸡致病检验，以确认鸡的发病情况。最后进一步针对病毒株的 HA 与 NA 基因，从事核酸定序工作，分析究竟是哪一区段具有鸡致病能力。

在确认致病的基因片段后，以多威基氨基酸更换（replacement of polybasic AA）方式，去除引发鸡致命的基因核酸，避免接种鸡胚胎蛋后引发致病现象。去除致病区段的野生株病毒 HA 及 NA 基因，将另外与低致命性流感病毒 PR8 的其余六条基因，作交叉搭配实验，选出适当的基因组合，再利用反向遗传技术（reverse genetics），组装出低毒性病毒颗粒。如此一来，经过基因改造的流感病毒，已不再具有鸡致命因素，因此可以在鸡胚胎蛋接种，自由繁殖于绒毛膜上。

做到这里，算是完成了基本的疫苗制造工作，但接下来还须进行一连串的测试与检定，以确保疫苗的品质和安全性。像是制备标准化试剂，用作疫苗效价检定，就是制剂品质控管相当重要的一环。而安全性是研制疫苗首要考虑的部分，疫苗致病性及安全性的确认试验、测定免疫反应的动物实验以及病毒疫苗候选株的基因稳定性、疫苗的抗原性质等试验，都是必要的检定项目。

在完成所有试验后，会得到数例病毒疫苗候选株的检定数据，经过审议委员会谨慎地讨论与评鉴，选定一株作为流感病毒疫苗株。疫苗株选定后即进入临床试验，此阶段要探讨疫苗的剂量与剂型，借由临床试验结果，决定剂量多少，是否要添加免疫佐剂（adjuvants）来增强免疫反应或减少剂量需求，单剂或多剂充填包装也是于此阶段决定。

最后一个步骤就是进入流感疫苗制造厂房，以自动化的流程接种病毒于鸡胚胎蛋，经过培养、病毒纯化、无毒化、调剂及充填分装等程序，通过厂内品质检定后，再申请登录疫苗上市的执照。

当鸡蛋供应来源有困难时，亦可以细胞培养的方式制备新型流感疫苗，一批次产程须约六十三天，大致分为以下五个步骤：

（一）细胞株与病毒的培养

以 MDCK 细胞（或 Vero 细胞）来培养新型流感病毒，过程中同时建立病毒种库，并实施无菌性测试，与病毒力价测试。

（二）上游浓缩纯化制程

收集产出的病毒颗粒后，经过粗离心步骤去除较大的细胞粒子，紧接着从事微过滤与限外超过滤，浓缩病毒及作初步纯化制程，必要时再进行液相层析法进一步纯化。整体过程之效率，以病毒力价测试与纯度测试方法来监控。

（三）下游精制过程

通过带状离心（zonal centrifugation）、透析（dia-filtration）等方法，作进一步纯度精制步骤，减少杂质提高安全度。

（四）不活化过程

以甲醛溶液让精制病毒液不活化，使病毒完全无致病力，但仍可保存其抗原性。安全性测试与效价、免疫性测试，是此阶段品质管控的主要项目。

（五）品管测试、调剂、充填分装

品管测试方面，得作对照抗原和分离株 HA 力价测定，并自行制备标准抗原液，从事回归力价测定和血球凝集抑制试验等。最终产品还需作蛋白质浓度测定、DNA 含量测定与核酸分解量测定。

结论

　　流感病毒会不定时发生抗原转移及漂移，而形成新的亚型流感病毒，大多数人对这种全新的病毒没有抗体，因此专家已表示流感大流行是不可避免的。预期当未来新型流感大流行发生时，必会造成极大的威胁，我们应加强流病调查、持续努力开发疫苗，以加速建构流感应变机制，达到自给自足的能力。

从不同角度看禽流感的全球威胁

□ 谢炎尧

　　2005 年 8 月 19 日，台湾地区召开防禽流感安全会议，会议中学者预估：在 2006 年 1 月至 3 月间，禽流感可能入侵台湾地区，台湾地区将有 530 万人感染，14000 人死亡。台湾地区将禽流感视同地区安全威胁，用四年 300 亿元预算置备疫苗、药物（克流感）等物资，其中将花费 60 亿元建设疫苗厂。

　　美国的疾病管制局也曾经预估若禽流感大流行在美国发生，因为没有疫苗也无药可用，将有 2000 万～4000 万人被感染，9 万～20 万人死亡。这些预估的根据是传说的 1918

～1920 年间，甲型流感（H1N1）世界大流行，有 2000 万～5000 万人死亡。

2005 年 10 月 7 日布什总统邀集制造疫苗厂商，劝说研发禽流感疫苗，美国参议院同意拨款 39 亿美元用于防治禽流感，其中 30 亿美元用于购买抗病毒药。美国积极投入禽流感的防治，可能受到陶本伯格等人在《自然》，和塔姆佩等人在《科学》发表人工重建 1918 年流感病毒的影响。他们报告 1918 年的全球大流行流感病毒株类似禽流感病毒。他们是自 1918 年死亡的流感病人保存器官取得 RNA 片段，分析研究而重建病毒。可是麻省理工学院（MIT）的菲利普·A. 夏普（Phllip A. Sharp）教授也在《科学》的社论中提醒大家，负责的科学，不能立即接受此人工重建病毒就是当年造成全球大流行的病毒。将来若有全球大流行，也不可能与此病毒有关联。值得注意的是，塔姆佩等人让老鼠感染此病毒能产生肺炎病变，但是为何不用禽鸟作为研究禽流感的动物？

每年自晚秋至早春，是流感流行季节，但是同一时期会引起类似流感呼吸道症状的病原体超过十种，临床科医师无法分辨病人是普通感冒或其他病毒及细菌引起的疾病，所以医学的诊断病名是笼统的"类似流行性感冒病症"（influenza-like illness）。因为临床无法确实诊断流行性感冒，所以流行性感冒的死亡人数，也无法正确获得，需要采用间接的推算流行性感冒流行季节和非流行季节的死亡人数差数，或是死亡诊断书诊断为肺炎或流行性感冒为死因的差额,称为流行性感冒相关超额死亡人数(influenza-related excess mortality)。1968~1969 年间,由 H3N2 病毒株所引起的全球大流行,美国所推算的流行性感冒相关死亡人数,采用三种不同的统计方法各为 14800 人、16400 人和 28100 人。

时至今日,尚无法正确统计流感死亡人数,如何能让人相信传说的 1918~1920 年间,甲型流感(H1N1)世界大流行,死亡 2000 万~25000 万人? 最早的正式文献报告是 1927 年埃德温·奥克斯约旦估算在 1920 年代的流感大流行,美国死亡 50 万~60 万人,全球约死亡 2150 万人。

在 1918~1919 年间,欧美各国流行一种有发烧、头疼、背痛等症状的疾病,许多病人死亡,当时认为是传染性脑炎,以后才有人怀疑是流行性感冒,也有人怀疑是鼠疫(glandular fever)。美国联邦政府公布认定为一新流行病,称为西班牙流行性感冒,一直到 1933 年才辨识流行性感冒病毒。估计全球人口的 20%~40%被感染,在四个月内导致 2000 万人死亡,死亡率约 2.5%,不分年龄层和健康状态,都难免死亡,大部分死于流行开始的几周内。

1918~1919 年间,正逢第一次世界大战,兵荒马乱,鼠疫流行,人口的减少,有许多原因,不能全部归咎于流感,何况当时医学尚未发达,交通不便,资讯有限,除少数先进国家外,户籍管理未上轨道,没有户口普查,生命统计数字,如何能估算全世界的流感死亡人数?

1991 年帕特森和派尔（Pyle）收集自 1918~1991 年的报章、杂志、官方记录与世卫的资料，拼凑成当时死亡人数是 2470 万~3930 万人。2002 年约翰逊等人认为这些数字尚属低估，擅自提高死亡人数至 5000 万人。依据世卫的资料 SARS，在 2003 年 3 月中旬被认定为新型感染症，造成全球健康的威胁，流行至 2003 年 7 月 5 日才结束，2004 年 4 月 21 日世界卫生组织公布，自 2002 年 11 月 1 日至 2003 年 7 月 31 日，全球罹患可能是 SARS 的病人数为 8096 人，死亡 774 人，死亡率为 9.6%，疫区包括全球各洲的 29 国。

人类 A 型 H5N1 禽流感于 1997 年首次在香港发生，当时有十八人得病，六人死亡，死亡率为 33%。世界卫生组织公布经检验证实的 H5N1 禽流感病人资料自 2003 年 12 月 26 日至 2005 年 12 月 14 日为止，两年间全球死亡七十一人，为何事隔六十年后，突然对 1918~1919 年的流感死亡人数大作文章？明知 1918~1919 年的流感死亡统计人数不可信，为何还要做引用它呢？

治疗传统流感的抗病毒药"瑞乐沙"（Relenza, zanamivir）和"克流感"（Tamiflu, oseltamivir），历经多年的临床试验，在出现感冒症状四十小时内服用，只能缩短症状病程一天半而已，不能降低并发症和死亡的发生率，所以其核定使用适应症是治疗无并发症的传统流感而已。依据越南的用药经验，初期的十位禽流感病人，五人使用克流感治疗，五人没有使用，结果都有四人死亡，英国周日泰晤士报 2005 年 12

月 4 日报道,河内热带疾病中心加护病房主任阮祥文医师表示,他遵照世卫的指引用药,以克流感治疗四十一名感染H5N1 禽流感病毒的病人,却获得该药并无疗效的结论。

以现代全球防疫系统的建立和运作,各国医学的发达,即使人传人的禽流感病毒出现,也不会造成全球千万人的死亡,但是大家仍然要密切注意疫情的发展,对防疫和照顾肺炎,作万全的准备。现代医学要求可验证可信的客观实证作行事依据,专家个人的言词,可信度最低,尤其是自 1970 年以后,制药公司花费巨额的金钱,制造不实的临床试验,促销药品,大家必须具备评估各种报道可信度的能力。

流感病毒

H1N1 流感剖析

□ 赖明诏

　　自 2009 年 4 月墨西哥爆发"猪流感",两个月后,世界卫生组织根据此流感的传播范围涉及各大洲,且在各洲引起社区流行,宣布此一"新流感"已构成世界性流感(pandemic)定义的要件,从此全球就进入"flu pandemic"新时代,过去几个月来世界各国严阵以待。

　　但各国的态度与做法显然不同,如日本高度警戒,导致观光业受创,美国却持较宽松的处理方法。值得注意的是,虽然此病毒传播越来越广,可是流感的死亡率却一直下降,目前已降到千分之一,不比季节性流感高。

到底新流感的威胁性有多大，我们应该抱持什么样的态度？做什么防疫动作呢？

先定义清楚 H1N1 病毒。H（hemagglutinin，血球凝集素）和 N（neuraminidase，神经氨酸酶）是流感病毒表面的两种蛋白质。自然界中的 H 有十六种，N 有九种，可以组合成不同种的流感病毒。H1N1 可和人类细胞表面的蛋白质接触融合，感染人体细胞。

最原始的 H1N1 流感病毒是引起 1918 年恶名昭彰的"西班牙流感"的元凶，据估计，那次流感造成全球 5000 万人死亡，且多是年轻人。当时没有病毒学——流感病毒是 1930 年左右才第一次被科学家分离出来的。不过由于一旦被感染，康复者可终身保有抗体及免疫细胞，所以从追溯血清研究，可推测 1918 年病毒大概的特性。不可思议的是，八十年后，科学家竟从 1918 年留下的病理检体及一个在北极冰冻的尸体上找到残留的 1918 年流感病毒的基因，并据此用化学方法合成，让西班牙病毒"复活"了。目前研究显示此病毒带有一些特质，可引起高死亡率，但我们还不了解为何其毒性这么高。这个西班牙病毒肆虐一两年后就逐渐减了光芒，毒性消失，但并未完全销声匿迹。在 20 世纪上半叶，仍在人间继续散播，只是它的基因逐年变化，因而改头换面，变成较温和的"季节性流感"。

这株 H1N1 流感一直活到 1957 年，突然被另一株新流感病毒 H2N2 取代，就是所谓的"亚洲流感"。1968 年，另一次基因交换的结果，H3N2 流感又取代了 H2N2，构成当时所谓的"香港流感"。由于这两次流感病毒有完全新型的 H 及 N，绝大多数人没有抗体，导致病毒传播很快，造成世界性流行。如果迷信数字的话，好像每十年（1958 年到 1968 年），或每四十年（1918 年到 1957 年）就会有一次世界性大流行，这就是为什么 2009 年前后，很多人都说流感要来了（距 1968 年将近四十年）。其实，H1N1 早在 1975 年左右就回来了，也就是现在引起每年季节性流感的主因。只是和西班牙流感相较，已经变异了许多，不再引起那么多重症，所以大家习以为常，并不紧张，认为季节性流感只是"避不了的魔鬼"，不舒服几天罢了！

流感病毒能够这样变化，是因为此病毒基因散布于八节 RNA，各自独立，因此当两不同病毒同时感染一宿主时，这两者的 RNA 即可自由交换，产生各色各样的组合，当环境合适时，其中一个新组合就可能乘胜而出，这也是 H2N2、H3N2 出现的时空背景。

本次新流感的 RNA 是取自四个不同病毒，五节来自两株不同的猪流感，一段来自禽流感，还有两段来自人流感，是个大杂烩，而且已在猪群中流传了十几年，常年不断地发生基因变异，最后成为 2009 年爆发的新流感。它还是和现在的季节性流感 H1N1 属同宗，但已变得面貌全非，反而保有一些和西班牙流感病毒的共通性（所以 1957 年前出生的人反而多少有免疫力）。可以宽心的是，新流感并不带有西班牙流感的病毒基因，所以这次的新流感传播力虽强，但毒性不比普通的季节性流感高。世界卫生组织断然宣布新流感构成全球性大流行也饱受批评，因为只以病毒传播力的程度作为疫情的准则，而没有考虑到病毒的毒性强弱，引起很多不必要的恐慌。殊不知现在全球交通如此便捷频繁，每年的季节性流感都会传播到全世界，与新流感无异。

基本上这次 H1N1 的流行是"温和性感冒的大流行"，而且因为好的医疗照顾，致死率还会继续下降，所以当报载某地一天增加几个流感病人时，大家不需有如面对 SARS 般惊慌。事实上，每年都有几百万人感染季节性流感，其中有 5000 至 6000 人因流感并发症而死亡，社会并没有因此而草木皆兵。

那么，要如何面对新流感？减低传播速度及减少重症是关键。防堵是不可能的，因为流感不似 SARS，流感病人在症状出现前已会散播病毒。但是 H1N1 致死率低，没有必要因为一两人有伤风感冒症状就停课、取消社会活动，如此付出的社会成本太大。最有效的措施是个人自我管理，保持良好卫生习惯、勤洗手，以减少感染的机会。万一自己感染了，要戴口罩，不要外出，这是个人对社会的责任。当然药物（如克流感）可以帮助重症病人，也减少传播的速度，但不必每个人都吃克流感，不仅浪费，也可能加速抗药性病毒的出现。疫苗是防止传染病最有效的办法，但是新流感疫苗还要几个月才能供大众使用，时程上晚了一步，但对防止未

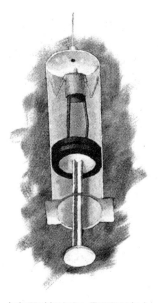

如何面对新流感？是否需要每人都吃克流感，抑或是注射H1N1新流感疫苗？

来的传播还是有助益的。

这次的H1N1还会继续延烧几个月，但当大部分人产生免疫力（得过病或打疫苗），病毒就会逐渐消失。但它仍可能再回来，因为它的基因会不断改变——这种改变有可能让病毒毒性变得更强吗？从病毒学观点来看，病毒的毒性通常是越变越弱的，只有一些不寻常的大突变（如 RNA 交换），才较可能引起病毒毒性增强，因此大家可以稍微宽心。这将是一场病毒和人类之间长期的战争，就如同我们每年对抗季节性流感一般，病情并不像我们想像的严重。人与病毒终究注定要彼此和平共存的。

从 H1N1 新型流感谈疫苗概况

□王意雯　张仲明

2009 年 4 月墨西哥爆发 H1N1 新型流感疫情，世界卫生组织在 6 月 11 日宣布 H1N1 新型流感进入防疫等级最高等级第六级的全球大流行，世界卫生组织公布截至 9 月 27 日全球 191 国通报 H1N1 新流感病例，病例总数达 34 万，至少 4108 例死亡。当此紧急疫情，疫苗是遏止流感疫情蔓延的首选。在全球备药不足的情况下，疫苗更是各国政府防疫的重点项目。既然疫苗在防疫上扮演如此重要的角色，是否存有潜在问题及负面效应？人们对疫苗又有多少认识？

自 1796 年世界上第一支疫苗——由英国詹纳博士

（Edward Jenner）发明的牛痘疫苗问世至今，已历经两百多年，随着免疫学与基因工程的跃进，制造疫苗的技术逐步标准化并且更臻成熟，为传染症预防提供空前的贡献。以天花病毒为例，在全球卫生防疫人员的努力之下，世界卫生组织在1980年宣布天花在全球根除，其他如麻疹、小儿麻痹等疾病亦在疫苗注射后得到控制。疫苗的防御原理，简言之，系提供一个安全的抗原注射入体内，身体的免疫系统为防御外来的抗原，自然产生一连串的免疫反应以保护自身，下一次碰到类似的抗原时，立刻引发二次免疫反应对抗，疫苗即利用这样的原理，让人体拥有辨认和防御病原的能力。

目前已发展出多种疫苗，大致分为两大类：

一、活性减毒疫苗（live attenuated vaccine）：为培养抗原降低毒性后的疫苗，如卡介苗、德国麻疹疫苗、口服小儿麻痹疫苗、腮腺炎疫苗、水痘疫苗等。这种活的疫苗在体内繁殖存在较长时间，可以引发较强的免疫力，通常一剂即可产生足够抗体。

二、非活性疫苗（killed vaccine）：一般制备较容易，但缺点在于其免疫效力较低，因此多数需要追加接种。又可分为（一）死的去活化疫苗，如 A 型肝炎疫苗、日本脑炎疫苗、注射小儿麻痹沙克疫苗、流感疫苗；（二）次单位疫苗，如 B 型肝炎疫苗；（三）类毒素，如白喉类毒素、破伤风类毒素等；（四）多醣体疫苗，如 b 型嗜血杆菌疫苗、肺炎双球菌疫苗等。

现阶段台湾地区的防疫策略中，常规接种的疫苗包括卡介苗、小儿麻痹、麻疹、日本脑炎、德国麻疹、B 型肝炎、白喉、百日咳、破伤风混合、麻疹、腮腺炎、德国麻疹混合及水痘等疫苗。经由疫苗的使用，已使得小儿麻痹、白喉、百日咳、破伤风、肺结核等疾病的罹患率及死亡率急速下降。然而眼前仍面临几项考验，像是 2009 年 H1N1 新型流感的大流行，便是再次检视世界各国的防疫能力。在预估欧美新型流感疫苗供应量不足的情形下，本土疫苗厂承接此重责大任。

现阶段疫苗的潜在问题包含：

一、安全性：1976 年世界爆发 H1N1 流行性感冒病毒的大流行，当时美国为即时控制疫情，紧急生产了一批流感疫苗。后续对于 1976 年流感疫苗注射的调查研究，提出因注射该批疫苗而得到格林-巴里综合征（Guillain-Barre syndrome, GBS）的风险，较注射一般季节性流感疫苗的结果比较，从每一百万注射人口出现一两例提高到十例左右，也因此停止此疫苗的使用。GBS 是一种急性的髓鞘多发性神经炎，会影响人体末梢神经系统。患者首先会感到下肢无力、麻木。在几天之内，上肢和脸部肌肉也会出现症状，可能会导致吞咽和呼吸困难，但可采以呼吸器支持的疗法或以血浆置换及免疫球蛋白注射治疗。目前科技较 20 世纪 70 年代已有长足进步，加上严格控管的标准制造流程及品管，自然降低这样的危险性，但注射疫苗后密切监测严重反应事件是必要的。

二、时效性：部分的病原基因容易产生变异，又以流行性感冒病毒的变异最为频繁，变异的发生极可能使得现行疫苗仅剩部分保护力，而需另制造新的疫苗。以此次 H1N1 新型流感为例，核酸序列分析已证实为猪、禽、人流感病毒的三重组病毒（triple reassortment lineage），不同于季节性流感病毒株，因此世界各大疫苗厂随即紧急以此次流行的病毒株生产疫苗，在北半球入秋后可能的第二波流行之前，是否能赶制完成并完成注射，是卫生机关极大的挑战。

三、研发：许多致病原尚无法制造出有效的疫苗加以防治，例如近年疫情发烧的登革热病毒，或令人闻之色变的艾滋病病毒等。

现阶段仍有许多传染病原尚未研发出安全有效的疫苗加以防治，或药物可用以治疗，这些病原伺机或持续地在环境中流行，造成地区性传染或如本次 H1N1 新型流感全球大流行。

疫苗接种因个人免疫反应的不同，极少会产生副作用，衍生疫苗伤害的赔偿问题。美国有"国家疫苗伤害补偿计划"（National Vaccine Injury Compensation, VICP），对提出因注射疫苗造成的伤害或死亡的案例进行赔偿，其经费来自疫苗伤害补偿信托基金（Vaccine Injury Compensation Trust Fund），是由每一个剂量疫苗抽 0.75 美元的税组成。针对秋冬季节性流感与新流感疫苗的注射，流行疫情指挥中心成立"疫苗事件危机处理小组"，以处理各种突发状况，例如人们注射后发生严重副作用或猝死、孕妇注射后发生流产或其他不良反应、国外疫苗安全疑虑事件等。

因应常规性或不可预期的各式感染症，卫生主管机关除了维持对疫情的敏感度，及早规划疫苗政策，更应积极结合学界与产业界合作，集中资源以强化自行研发与生产疫苗能力。一般人们应留意卫生机关的宣导，维持良好的卫生习惯。唯有政府与全民紧密地配合，才能与这些顽强的病原和平共处，保障全民健康。

赶流行的流行性感冒

□ 刘仲康

　　相信大家都曾患过流行性感冒（influenza），而每一次得了流行性感冒，重则要在床上躺上一星期，轻则也会全身不舒服三五天，一些抵抗力弱的老年人、幼儿，或病患或会引发并发症甚至导致死亡。到了医院，医生通常也只能建议多休息、多饮水，并无有效的药物治疗。大家或许会觉得奇怪，为什么流行性感冒会经常反复地流行，却没有有效的预防疫苗出现？而康复后为什么也不能保证对下次的流行有免疫力？就让我们来看看这个永远在赶流行又善变的"流行性感冒病毒"吧！

流行性感冒简介

流行性感冒是一种人类常见的呼吸道感染病症，病原是一种正黏液病毒科的滤过性病毒，症状通常是发烧、全身肌肉酸痛、头疼、咽喉发炎，偶尔还会出现咳嗽及虚弱等症状。严重时则会出现细菌性的并发感染而造成死亡。一般而言，流行性感冒的死亡率并不高，通常在1%以下，但因其传染速率极快，往往在短时间内造成大量人口的感染，因此每年死亡的人数也相当多。此外，感染流行性感冒会引起身体不适，往往需要卧床静养数天方能痊愈，因此对于工作的影响极大，是人类的重要传染病之一。

流行性感冒有别于普通感冒

一般人常对于流行性感冒与普通感冒（common cold）感到混淆，二者究竟有何不同呢？虽然二者在某些症状上有类似的地方，但在症状的轻重上、发生频率上，以及致病病原等方面都有差异。表7列出二者的一些主要特征及其比较，将有助于大家分辨这两种感冒。

表7　　　　　　　　流行性感冒与普通感冒的差异

症状	普通感冒	流行性感冒
发烧	少	常见(39~40℃)
头疼	少	常见
身体倦怠及不适	轻微	常见且较严重
流鼻涕	常见且量多	较不常见,量较少
喉痛	常见	少
呕吐/腹泻	极少	常见
病原	鼻病毒	正黏液科病毒

流行性感冒病毒

　　流行性感冒病毒可分为 A、B、C 三型，它们均为正黏液病毒科（Orthomyxoviridae）的一员，这是由于该类病毒均能侵袭呼吸道的黏膜故而得名。病毒的遗传物质为由单股核糖核酸（RNA）所构成的基因组（genome），且其基因组常有"分节现象"（segmentation）。A、B 二型各有八个分节，C 型则有七个分节。在其 RNA 上结合有核蛋白（nucleoprotein, NP），其外则覆有类似膜状的套膜，此套膜的基层由一层基质蛋白（matrix protein, MP）构成，外层则是磷脂类构成的典型双层膜状构造；套膜上并有两种主要的抗原蛋白突起物，即血球凝集素蛋白（hemagglutinin, HA）与神经氯酸苷酶（neuraminidase, NA）。我们对流行性感冒病毒的分类与亚型的命名便是依据这三种蛋白质的特性（MP, HA, NA）。病毒通常为圆形，但也有时会呈现不规则状，甚至是线状。

病毒是经由病人打喷嚏或咳嗽喷出的飞沫而传染给他人的。吸入后，病毒便会附着到气管表面的黏膜上；借由病毒表面上的血球凝集素蛋白（HA）之助，紧密结合到宿主细胞上。再经由套膜与宿主细胞膜的愈合作用（fusion）或直接经由内吞作用（endocytosis）而进入宿主细胞。其 RNA 在宿主细胞内一方面制造病毒蛋白，一方面以另一股 RNA 作为模板，开始大量复制新病毒的 RNA；之后，新病毒 RNA 会与病毒蛋白结合，并陆续从宿主细胞表面以"出芽"的方式离开。脱离宿主细胞时会顺便带走一片宿主细胞膜（其上已附有病毒蛋白，如 HA, NA 等），而此顺便带走的细胞膜就成为所谓的新病毒的"套膜"了。

为什么不打预防针？

当我们感染病毒或细菌后，体内通常会针对这些外来微生物表面的蛋白质（即抗原）产生可与之结合的抗体。而当下次感染相同的病原时，此抗体便会与之结合，而使此病原微生物不活化且易于被我们体内的白细胞所吞噬消灭掉，此即一般所谓的免疫原理。而预防注射便是设法做出一些不活化的病原微生物（可能为死的，也可能为活的）或其表面蛋白的疫苗，将之注射到体内去诱发抗体的产生，来增强我们对抗某一疾病的抵抗力。现在有许多的疾病都可用预防注射疫苗的方式来达到预防的效果，例如小儿麻痹症、白喉、破

流感病毒

64

伤风……有些疫苗注射后会产生终生免疫的效果，有些疫苗的有效期则有限，每隔数年必须追加注射，以便使我们对该病的免疫力维持在一定的水准之上。因此预防注射是我们人类医药保健上很重要的一件工作。

如前所述，既然流行性感冒会造成人类的大规模感染，为什么科学家不发展疫苗来作预防注射呢？答案是，有的。科学家们为了对抗流行性感冒的确已做出了预防注射的疫苗，但是其应用效果却很有限，而无法作大规模的普遍施行。为什么这个辛苦开发出来的疫苗成效不彰呢？原来，流行性感冒病毒是一种"善变"的病毒，它经常会改变其套膜上 HA 与 NA 蛋白的结构。例如某次流行的病毒表面蛋白是 H1N1 型，而下一次流行时其表面蛋白可能已经改变成 H3N2 型了。因此科学家好不容易才制造出来对抗 H1N1 的疫苗对于下次流行的 H3N2 型却毫无用武之地！此外，注射疫苗后产生的免疫力也只能维持一两年，无法产生长期预防的效果。以上种种都是造成预防注射效果有限的原因。目前医药界则建议一些高风险的人例如六十五岁以上老人、罹患长期肺部慢性疾病者，以及医生护士等医疗人员，应于每年流行季节之前施以预防注射。

多变的流感病毒

流行性感冒病毒会经由两种巧妙的方式来改变其套膜上的表面蛋白结构，因此可以有效逃避宿主的免疫反应：

抗原漂移

一个生物细胞在复制其核酸遗传物质（DNA 或 RNA）时，最重要的就是要能精确而无错误地将其上的密码忠实地复制，并传给下一代。一般以 DNA 为遗传物质的生物是以 DNA 聚合酵素来进行其 DNA 的复制工作。为了确保复制的精确无误，DNA 聚合酵素不但能高效率地进行聚合复制，同时也具备"校读"（spell-checking）的功能。它可以自行侦检复制时是否发生错误，并立即加以校正。因此所复制出来的新 DNA 会与原先的旧 DNA 完全相同，以确保物种的遗传特性是相同的。然而，流行性感冒病毒的遗传物质是 RNA，在复制过程中所用的酵素是一种 RNA 聚合酵素。此酵素的功用是复制 RNA，但与前者不同的是，它没有"校读"的能力。因此所复制出来的新 RNA 会有较多的"基因点突变"（point mutation）。对 RNA 病毒而言，最坏的情况是该突变造成病毒重要基因的改变而不能存活。但在某些情况下，这些突变并不致命，但造成病毒一些特性的改变，例如表面蛋白结构的不同。由于表面蛋白改变了，因此宿主的旧抗原便无法辨认此病毒，而使其逃避掉宿主免疫系统的辨识。这种因基因点突变造成表面抗原蛋白改变的现象便称为"抗原漂移"（antigenic drift）。这是流行性感冒病毒对抗宿主免疫系统的第一项秘密武器。

抗原转移

目前此现象只发生在 A 型流行性感冒病毒上。这种情形是发生在两种不同品系的病毒同时感染一个宿主时,其基因在宿主细胞内发生基因重组的现象,亦即两品系的病毒基因彼此交换一段 RNA 遗传物质,因此大为增加了表面蛋白的变异速度与变异程度。当然,该病毒的抗原性也会大幅转变,而使宿主免疫系统无法辨认它了,此即"抗原转移"(antigenic shift)现象。而 A 型流行性感冒病毒的另一项秘密武器是其 RNA 具有"分节"现象,因此可使得具有八个分节的病毒不但易于存活在较高的基因变异之下,同时也增加其基因重组的机会。在这双重条件之下,新品系的 A 型病毒很快便可发展出来,使得宿主的免疫系统对其防不胜防,而无可奈何了。

由于流行性感冒病毒的表面抗原蛋白是如此的多变,使得宿主此次产生的抗体不能对抗下一次其他型侵袭的病毒,因此我们病后的免疫力并不能保证使我们免于下一次的感染。这也是为什么科学家无法大规模地来制造疫苗去进行预防注射的原因。

自然界宿主与流行病学

B 型与 C 型流行性感冒病毒的主要宿主是人类,但也有记录显示可从猪身上分离出此二型的病毒,至于 A 型病毒则可从许多温血动物身上分离出来。

基本上，A 型病毒原先是一种鸟类的病毒，经由跨种族而传染到哺乳动物的。一般鸭类族群被认为是自然界中 A 型流行性感冒病毒的最主要宿主，一年四季均可从鸭族群中分离出此病毒。此病毒可传染给许多其他的温血哺乳动物，例如人类、猪、马、牛等，甚至尚可传染到一些海洋哺乳类，如鲸、海豹等。而在实验室中，也可经由人为的方法传染给兔及鼠类。通常科学家们在实验室中对于此病毒的保存与培养则以鸡胚培养法最为方便。

A 型流行性感冒通常每隔十至十五年便会有一次全球性的大流行，且此病毒通常是以全新的 HA 及 NA 表面蛋白出现（经由前述的抗原转移作用而来）；而期间每隔两年则会出现较小规模的地方性流行，其表面蛋白的变异性则较小（经由抗原漂移作用而产生）。由于每隔十余年的全球性大流行所造成的感染层面非常广泛，对人类的经济影响亦极为巨大，因此各国在大流行前莫不严阵以待。而联合国世界卫生组织（WHO）也建立了一个全球性的监视网，定期追踪病毒的转型变化及预测下次流行的可能品系，以便提早制造疫苗，供一些老人、儿童、及抵抗力较弱的人们作预防接种。历史上有记录的大流行情形如表 8。

其中以 1918 年那次全球性大流行最为严重，超过 2000 万的人口在短短 120 天的流行期间丧命于该次感染，此数字远超过当时的第一次世界大战死亡人数。其中光印度一地便死亡了 1250 万人，美国也病丧了 50 万人，而其中阿拉斯加

表 8 　　　　　　　历史上几次大规模的流行性感冒大流行

年代	病毒品系	备注
1874	H3N8	
1890	H2N2	全球性大流行
1902	H3N2	
1918	H1N1	全球性大流行
1933	H1N1	病毒首次被分离出来
1947	H1N1	侦测出表面抗原有差异
1957	H2N2	"亚洲型"全球性大流行
1968	H3N2	"香港型"全球性大流行
1976	H1N1	"猪型"非地方性大流行
1977	H1N1 ＋ H3N2	"苏俄型"地方性大流行

一地更有超过半数的人口死于该次流行病毒。最严重的一周（1918年10月23日至29日），美国便有21000人死于该病，这是美国有史以来最高的一周死亡人数。从上述一些令人触目惊心的统计数字，我们可以想象当时大流行的情况及其对人类所造成的损失。幸好，以后的大流行规模及死亡人数都没有这么严重了，但是人们对其仍不可掉以轻心，除了要经常追踪病毒品系的变化之外，科学家们也在努力地朝疫苗制造及疗病药品的开发去努力，使在每一次的大流行中，损失减至最轻。

感染人类的禽流感病毒

□ 王金和

　　1997 年 5 月香港发生幼童感染禽流感病毒而致死的病例，引起大家的恐慌，也使得香港 100 多万只鸡遭到扑杀的命运。为什么这种原本感染家禽的病毒会感染人类？请看本文的介绍。

　　香港特区于 1997 年 5 月发生幼童感染禽流感病毒而致死的病例，这种原本感染家禽的病毒为何会感染人？引起了大家的恐慌。所幸人类之间的传染几率甚低，香港特区政府又于 12 月 29 日动员 1500 人、250 余辆车，两天内扑杀鸡 1300 余吨，才使事件逐渐平息。香港玛莉皇后医院与美国疾病控制中心研究人员将该病毒分离，并将其特性发表于

1998 年 1 月的《科学》（Science）杂志，看《科学》杂志者总算是少数，看新闻的大众占绝大多数，因此本来逐渐平息的禽流感又被 3 月的《时代》（Time）杂志挑起，《时代》杂志预测禽流感可以杀死全世界 6000 万人，这是真的吗？

病毒特性

家禽流行性感冒病毒（Avian influenza, AI, 见图 11）属正黏液病毒科，因病毒具有包膜，对外界的抵抗力不强。粪便中的病毒在 4℃ 下可存活 30 天，在 20℃ 下仅存活 7 天。

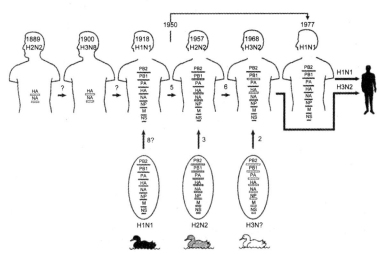

图 11　家禽流行性感冒病毒。左图为电子显微镜照片。上图为示意图，病毒含八节 RNA 基因，分别转译成不同蛋白质，病毒外膜有 HA 及 NA 抗原。

在 pH 7～pH8 时尚且稳定，但在酸性环境下容易被杀灭，病毒也很容易被很多种消毒剂破坏。病毒含八节负向单股 RNA，依核蛋白（nucleocapsid）或基质抗原（matrix antigens）分为 A、B、C 三型，B、C 型只在人身上发现，A 型广布于人及其他各种动物；A 型病毒又依血球凝集素抗原（hemagglutinin, HA）及神经氨酸酶抗原（neuraminidase, NA）分为许多不同亚型，目前有十五种 HA 抗原，九种 NA 抗原，两种抗原组合在不同的病毒株中，形成很多亚型。

此病毒与一般 RNA 病毒不同，其基因需进入细胞核中复制 RNA。RNA 病毒复制错误没有修正的机制，因此其遗传基因很容易发生突变。多变异性为此病毒最重要的特性，包括抗原漂移及抗原移转。抗原漂移是由于 HA 或 NA 的点突变产生变异株，HA 与病毒进入细胞有关，NA 与病毒由细胞释放有关，若发生突变皆会影响病毒的特性。在人的毒株发生较多，在鸟类的病毒不若人的病毒有免疫压力（immunologic pressure），故发生突变较少。抗原移转指当有两种病毒同时感染一个细胞时，病毒的八节基因可能相互分配（reassort）而产生新的变种，最多可产生 256 种新的不同子代，子代具有各种不同的蛋白质，成为各种不同的亚型。

流行性感冒病毒的宿主范围

流行性感冒病毒的宿主范围主要由 HA 决定，因 HA 需与宿主细胞的接受器接合才可进入细胞中，同样是 A 型感冒病毒依 HA 及 NA 的不同而分为很多亚型，感染人类的只有 H1、H2 或 H3。感染禽类者而引起高死亡率的为 H5 或 H7。HA 或 NA 的突变可导致抗原性改变的变异株产生，人体内的抗体无法保护这些变异株的感染而造成流行及死亡。存在鸟类及其他动物的十五种 HA 亚型及九种 NA 亚型会与人类 A 型病毒互相交换基因片断。鸟类来源的病毒不会在人体内繁殖及造成疾病,有报告者只有 H7 引起的两个病例。在南方,农民血清抗体对鸡源病毒的阳性率由 1%升至 38%,其中对 H5 亚型抗体占 7%。反之, 1983 年美国宾州爆发 H5 鸡瘟时饲养的鸡农没有 H5 亚型的抗体。

病毒的演变

历史上人类发生几次流行性感冒大流行都与鸟类有关,因人类来源的病毒与鸟类来源的病毒发生基因交换而产生新的变种,最主要交换病毒的来源为野生水禽类,如 1918 年大流行的西班牙型感冒病毒(H1N1)可能包含了八节鸟类来源的基因。1957 年大流行的亚洲型感冒病毒(H2N2)包含了三节鸟类来源的基因;1968 年大流行的香港型感冒病毒(H3N2)包含了两节鸟类来源的基因(见图 12)。在人类病毒的演变上,鸟类一直扮演着重要的角色。

除了上述提供交换的基因外,事实上禽类的 A 型病毒是不会轻易感染人类的,因为人类的细胞没有该病毒的接收器。一般感染人类的 A 型病毒是不会引起鸡大量发病死亡。因此同为 A 型流行性感冒病毒,人是人、鸡是鸡,分属不同亚型。此次香港发生人感染 H5N1 亚型为原本感染禽类的病毒,这是头一次由人体分离出此种病毒。世界卫生组织进

感染人类的禽流感病毒

73

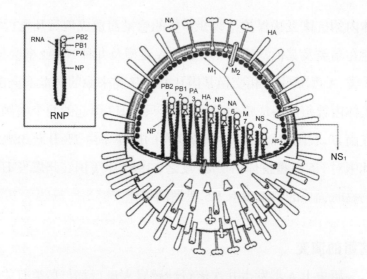

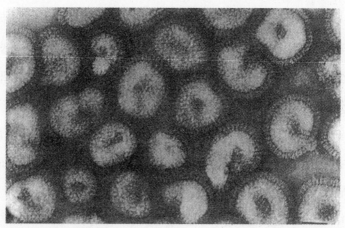

图 12　历史上人类发生三次流行性感冒大流行皆与水禽来源的基因发生交

行该病毒的基因分析，发现该病毒的全部基因皆由禽鸟而来，没有像 1918 年、1957 年和 1968 年发生大流行的 A 型流感病毒混合了人类与鸟类的病毒基因。虽已证实此禽病毒没有与人类流感病毒基因发生交换的现象，但是否禽病毒经由基因点突变而产生与人接收器接合部位改变的突变种,则有待证实。

为了了解人与人之间传染的现象,世界卫生组织检测该地区暴露群 502 人的血清样本,只有 9 人呈抗 H5N1 病毒阳性抗体;阳性的 9 人皆来自暴露群的养鸡场工作人员、病童家人、病患医护人员及实验室工作人员等;反之,非暴露群的 419 人,血中全无抗 H5N1 的抗体。因此断定暴露于感染鸡群,直接接触病毒及直接接触病人有可能被感染。世界卫生组织的人员宣称,现阶段若有人与人之间的传染,其传染力甚低,因血清抗体阳性比率不高之故。

HA 被切开才具感染力

HA0 被切开成 HA1 及 HA2,其 HA 在粗面内质网(RER)合成,N 端有疏水性的序列引导,HA 在 RER 糖化,形成三合体,运送至细胞膜时被切为 HA1(分子量约 47000)及 HA2(分子量约为 29000),被切开的 HA 才具有病原性,因 HA2N 端的疏水性的融合蛋白才可以形成游离端,在酸性环境中与细胞膜接触而进行融合。细胞内的要将 HA 切开与辨识 HA1C 端的氨基酸序列有关,AI 高病原性毒株,其 HA1 的 C 端的切割位含四至六个碱性氨基酸。非高病原性毒株只含单个精氨酸(arginine),前者可被很多种细胞切开,因此,病毒可散布至全身,而导致死亡。后者只为胰蛋白(trypsin)切开,而胰蛋白只在呼吸道及消化道上皮细胞有,所以病毒只局限在呼吸道及消化道繁殖，无法扩及全身，而为非高病原性毒株。所有感染人的病毒株的 HA 切割位只含单个碱性氨基酸，因此不属于高病原性。

HA 突变影响病原性的实例

1993 年 H5N2 禽流感病毒引起墨西哥鸡发病，死亡率升高，至 1994 年 5 月才首次分离出病毒。但此分离株对 SPF 鸡无病原性，且其 HA 切割位氨基酸序列为弱毒株，此时此病毒已散布至全国各地。至 1995 年年初病毒 HA 切割位插入两个碱性氨基酸，转变为强毒，并已扩散至各地，造成严重的损失。

除了上述 HA1C 端的氨基酸序列影响外，HA1N 端的氨基酸糖化亦会影响毒力，如 1983 年宾州发生高病原性家禽流行性感冒（H5N2）病例，非病原性的毒株在 HA 第十一个氨基酸为天冬酰氨（asparagine），含一糖化支链，此支链在立体位置靠近切割位，因此干扰细胞蛋白的切割，使病毒呈低病原性的。后来的毒株因该部位发生点突变，失去糖化功能使切割位易被蛋白切割，因此转变为高病原性毒株。此次爆发使美国扑杀 1700 万只鸡，损失 6000 万美元。

香港特区首先发现人感染禽流感病毒

1997 年 5 月 9 日，香港有一健康的三岁男童，突然喉痛，干咳及发烧，该男童被诊断为咽喉炎并给予抗生素及阿斯匹林，但症状并未改善。5 月 15 日该病童开始住院，发烧（腋温 39℃）及不安（irritable），白细胞减少（每毫升血液中 2000 个白细胞），次日转院并出现血氧过少，呼吸困难，反应迟钝，但胸部 X 光正常，脑部检查并无发炎。经辅助呼吸及给予广效性抗生素无效，该病童呼吸衰竭，肾衰竭及全身性血管内凝固病变（disseminated intravascular coagulopathy），于 5 月 21 日死亡。尸解于肝、肾，是微血管脂肪浸润及瑞氏综合征[①]（Rey's syndrome）等流行性感冒的病变。发病后十天气管抽液进行培养，接种后 2～3 天在狗肾传代（Madin Darby Canine Kidney）细胞及恒河猴细胞（LLC-MK2）形成 CPE，病毒以单源抗体荧光染色法确定为 A 型流行性感冒病毒，命名为 A/Hong Kong/156/97，病毒无法被 H1、H3 抗体抑制，只可被 A/Tern/South Africa/61（H5N3）抗体抑制，因此证明为 H5 亚型。病毒对金刚氨（amantadine）有感受性，以聚合连锁反应（polymerase chain reaction, PCR）证明此病毒为 H5N1 亚型，序列分析知 HA1 及 HA2 的切割位有多个碱性氨基酸，另切割位旁插入四个氨基酸序列中有三个为碱性氨基酸（Arg-Gln-Arg-Arg），属高病原性毒株。

---

① 瑞氏综合征，也称为脑病合并脂肪变性，是因多脏器脂肪浸润所引起的以脑水肿和肝功能障碍为表现的一组综合征。澳大利亚病理学家 Reye 及其同事于 1963 年首次报道此综合征。本病的临床特点：病毒感染后出现脑病的症状（意识障碍、惊厥），肝功能异常及代谢紊乱。多发生于 6 个月至 4 岁的婴儿和儿童身上，亦可见于任何年龄段。

至扑杀鸡前香港的病例数已增至十八个，其中六人死亡，扑杀鸡后，无新病例发生。

结语

引起人类流行性感冒有 H1、H2、H3 亚型，其病毒 HA1 的 C 端皆只含一个精氨酸，因此，病毒只有在呼吸道及消化道繁殖，其引起的症状也只限于这两个系统。而引起禽类的高病原性流行性感冒（H5, H7），其 HA1 的 C 端含多个碱性氨基酸，病毒可以到鸡全身各脏器繁殖，而导致家禽大量死亡，属于高病原性毒株。事实上感染禽类高病原性毒株是不易感染人的，因人体细胞表面没有家禽流行性感冒病毒的接收器。若高病原性家禽流行性感冒病毒因与接收器结合部位的序列发生突变而可感染人，因其具有高病原性序列，病毒可能散布全身，而导致人的大量死亡，其后果将不堪设想。

禽流感
——赶流情

□ 江建勋

美国威斯康星大学的研究小组调查，1997 年香港致死性禽流感爆发的原因发现，流行性感冒病毒虽然会感染人、猪、鸟类等。但香港爆发的疫病是第一个流行性感冒病毒直接由鸡跳越至人类的有记录案例。

香港人的惊恐

2002 年 2 月，香港新界吴家围养鸡场、锦田养鸡场和荃湾的一处传统市场都曾发生禽类动物流行性感冒（又称鸡瘟，简称禽流感），当时香港特区政府立刻下令关闭这两所养鸡场，并在数天内用一氧化二氮气体毒杀了将近 20 万只鸡，虽然卫生官员向香港居民保证这次禽流感病毒不会感染人类，但卫生主管机构仍然担心可能引起流行性疾病而丝毫不敢放松。大部分的香港菜市场虽然仍有贩卖鸡，但许多消费者都表示他们不愿冒任何风险，一位家庭主妇甚至表示："我爱吃鸡肉，几乎每餐皆备，尤其是农历新年时。但目前的情况下，我不得不避鸡而远之。"鸡肉在香港是很受人们喜爱的食物，居民每天平均要吃掉大约十万只鸡，农历新年时还会增加 30%。平常一位市场鸡贩一小时内通常可以卖出一百只鸡，如今却只能卖出十只，面对五年内第三起禽病毒疫情爆发，香港特区行政长官董建华也呼吁要找出一个"长期的解决方案"。

香港在五年内就爆发了三次（1997 年、2001 年、2002 年）禽流感（Avian Flu or Bird Flu），香港特区政府不但屠宰了所有香港岛及新界的数百万只禽类动物（主要是鸡），就连零售市场里与鸡关在一起的鹅与鸭都不得幸免。第一次禽流感爆发时（1997 年），还有十八个人受到一种禽病毒株 H5N1 的感染，多人住进加护病房数个月，其中有六个人死亡。其后经检测 473 位与发病病人接触过的人的血液检体，证明某些人暴露于 H5N1 病毒后，会产生抗体但不会产生严重症状。H5N1 病毒并非经由空气传染，且只有在活体鸡之间才会互相传染，死鸡则不会，而 H5N1 病毒有许多种类，

流感病毒

其中大部分都不会感染人类。当时全香港一共有 140 万只鸡被放进塑胶袋里用二氧化碳毒杀，尸体消毒后再弃置于新界的八个垃圾场中。屠宰的范围包括香港的 160 所养鸡场、39 所混合家禽场及两处批发市场，对香港的经济与社会造成相当大的冲击。根据新闻报道，香港特区政府一共赔偿了 500 万元港币，对象包括养鸡业所雇用的数千名员工。由于香港特区政府宣称，扑杀所有的禽类动物是为了防止禽流感病毒的扩散，同时表示花钱不是问题，政府只关心大众的公共卫生与健康问题。但业者却批评新闻界将禽流感事件炒得太大，因而摧毁了养鸡业。香港医院也加强警觉，劝导需接触流行性感冒病患的医务人员都要戴上口罩，以免被感染，也变成受害者，因为这可不是普通的感冒，是会要人命的可怕疾病。

2001 年的感染源是一种新型的、以往未检测出的鸡病毒，它的毒性十分强大，24 小时内就杀死了位于不同地区三处市场里的 800 只鸡。最后香港特区政府总计屠宰了 137 万只禽类动物（包括 85 万只鸡、14 万只鸽子与 7 万只鹌鹑，另外还有鹅和鸭等家禽），造成超过 130 处市场关闭。

而为防止疫情爆发，日本、韩国及菲律宾都禁止由香港进口鸡，台湾省甚至对由香港来的旅客进行检验，同时要求养鸡场用网子盖起来，以防移行鸟类散播病毒。经过科学家以基因定序检验发现，这次的病毒（少数属于 H5 病毒）与 1997 年时引起疾病流行的病毒（H5N1）不同，但卫生主管官员担心这种病毒可能会与其他病毒混合，进而影响人类，因此有必要彻底摧毁所有在市场里徘徊的病毒,减少病毒因突变而产生可能感染人类的病毒。且此时香港仍然持续对鸡监测是否感染禽流感病毒,因此所有由深圳运来的鸡都被关在密封的板条箱里,而且还需经过检验以确保其能安全贩卖——当鸡到达时,由工作人员从每车中任意挑选十四只鸡来抽血检验,需证明其未感染禽流感病毒才可放行。香港特区政府农业、渔产及保护署表示,实验室工作人员将继续检测更多的鸡。

由于人们只要一听说又有禽流感发生,就会马上停止食用鸡肉,餐厅里与鸡相关的各式菜肴都会消失,不见踪影,游客人数也大幅减少,引起国际瞩目。故这次香港特区政府据估计需赔偿鸡商与养鸡人1300万元港币,鸡价格更是直线下滑,但还是没人要买,香港最大批发市场鸡买卖的数目就下滑超过60%。病毒学家更呼吁,人们若产生感冒症状就应立刻就医。第二次禽流感的爆发让香港特区政府有理由改变处理活禽类动物的贩卖方式,并考虑停发公共市场贩卖活禽类动物的新执照——这是朝向集中式屠宰系统规划的第一步,但养鸡业者认为这种方式将会扼杀相关业界的生机,至少两万人会受这种改变的影响。

专家表示,1997年时香港禽病毒 H5N1 传染至人类最有可能的因素为:

(一)家禽批发市场及零售市场内鸡笼的卫生状况不良。

(二)市场与鸡笼离大部分居民的住家生活及活动场所

过近。

（三）没有集中式鸡屠宰厂，而零售市场里宰杀鸡的方法则十分落伍。

（四）由外地输入鸡至香港时，没有监测系统可保证公共卫生安全。

（五）地区性鸡饲养场的卫生标准不佳。

世界卫生组织的关切

1998 年，世界卫生组织与美国疾病管制中心的十四人小组曾前往广东省访查养鸡场。依据世界卫生组织的标准，当时的疾病传染

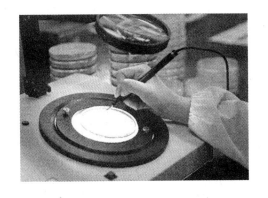

程度还不构成所谓的流行性疾病，因此无须限制香港旅客出入境，卫生专家也展开行动追踪香港禽流感病毒的源头。香港禽流感之所以会引发全世界疫病流行的恐惧，是因为科学家担心此种病毒（以往只发生于鸡）可能会突变，形成一种可以在人与人之间感染的新病毒；世界卫生组织的科学家怀疑该病毒来自南部。根据一项研究显示：香港禽流感与西班牙流行性感冒间有部分相似之处，香港及美国疾病管制中心的科学家认为，这种新型的禽病毒（A 型流行性感冒病毒

H5N1）是一种高度危险的病毒，根据他们发表在《科学》期刊中的论文指出：从病毒蛋白质组成氨基酸的排列显示，这是一种"高度致病性禽类动物 A 型流行性感冒病毒"，1918年西班牙的病毒中亦可见到相同的构造。

领导该项研究的美国疾病管制中心分子遗传实验室主任坎塔·英巴拉奥表示，他们认为人类 A 型流行性感冒病毒若混合了禽流感病毒的基因，将会产生致命性的混合种病毒。由于流行于全世界的流行性感冒会由个别单一的病例引发，此时若禽类或猪的流行性感冒病毒已适应人体，或经过一段时间与在人体循环的 A 型流行性感冒病毒间发生遗传性质再混合的情况，另一种情况为流行性感冒病毒引起急速、爆发性扩散，病毒来自中间宿主并产生再混合的现象。由于此类病毒是全新种类，人类对此几乎完全没有免疫性，因为当病毒由一种动物传染至另一种动物时，会转换遗传密码，产生新的病毒，而大部分在禽类动物身上极为危险的禽病毒，在人体内却不能有效复制，但有时某些因遗传突变而产生的新病毒则会危害免疫力较低的人，因而产生疾病大流行的威胁。

禽类动物病毒

我们早已知道：野鸟身上依附、传播着许多种流行性感冒病毒，但只有两种会感染人类，其中 A 型流行性感冒病毒的两种亚型为 H5N1 及 H9N2。1997 年香港有人死于病毒为 H5N1 的禽流感，1999 年 3 月又有两起人类感染 H9N2 病毒的病例发生于香港，虽然目前还无法确知每位病患是如何被感染的，但最可能的情况是病人曾直接暴露于得病的鸡中，因而感染禽病毒，但到目前为止，并没有证据显示该疾病曾广泛扩散，也无法证明以上两种病毒会引起人与人间的传染。至于最近一次爆发的香港疫情则是由不同的病毒所引起的，不会对人造成危险。由于 A 型流行性感冒（H5N1）的症状与其他流行性感冒极为类似，通常为发烧、身体不舒服、肌肉疼痛、喉咙痛及咳嗽等，但某些病人则会产生结合膜炎、多重器官衰竭甚至死亡。

美国威斯康星大学的研究小组调查 1997 年香港致死性禽流感爆发的原因发现，流行性感冒病毒虽然会感染人、猪、某些鸟类、马及海豹，但香港爆发的疫病是第一个流行性感冒病毒直接由鸡跳跃至人类的有记录案例。而根据河冈的研究小组利用实验小鼠的研究结果显示：病毒基因只要发生微小的变异，就可以造成某些特别恶毒的病毒株，由于流行性感冒病毒会持续突变，因此只要少许变异就能使非致病性病毒变成高度致病性，故科学家必须假设，任何新病毒株或亚型产生疫病流行时，都可能对人类造成危险。

历史上的大瘟疫——流行性感冒大流行

一般人通常不认为流行性感冒对健康的年轻人是个大威胁，但是对 1918 年的流行性感冒大流行犹有记忆的人却不会这么想——第一次世界大战结束时，西班牙爆发了流行性感冒大流行，至少造成 3000 万人死亡。当时由于战争冲突的影响，导致人口在不同地区间大量流动迁移，这种流行性感冒病毒也随之周游列国，起初许多年轻、健康的男人是因为战争本身的残酷而凋亡，但疾病的祸害使得死亡率持续上升，就连美国也有 60 万人、英国也有 28 万人因感染流行性感冒相关疾病而死去，其中以西班牙人的情况最为惨重，共有 800 万人病死，故被称为西班牙流行性感冒。不过人们也从这次疾病的流行中学到一些教训，有助于世界性流行性感冒爆发监测工作的开始进行，对于"下一次大流行"发生时的警讯也可及早发布。科学家表示，毒性最大的流行性感冒病毒似乎是病毒细胞内混有动物 DNA 的病毒，因为这种情况似乎让人体的免疫系统对其感到困惑，必须花更长的时间来调适，病毒于是得到更多机会大肆蹂躏，使人体力衰落，并清出一条通道，引发其他更危险的疾病。而自从 1918 年以来，全世界又有两次流行性感冒大流行的记录，一次在 1957 年，另一次在 1968 年，两次都造成全球数百万人死亡。

位于英国伦敦国家医学研究院内的世界卫生组织流行性感冒中心的主任艾伦·海（Alan Hay）表示："我们无法预测何时另一种奇特的病毒会降临，我们所能预言的是这个情况一定会发生。"由于大部分的流感病毒都是现有病毒的微小变异种，而会造成大流行的病毒则是已经产生遗传变异，若这种病毒具有容易感染人类的能力时就会变得极端危险。

无论如何，已有证据指出：若病毒十分恶毒时，它们在人与人之间将变得特别容易传播；再加上现代国际间旅行的人数暴增，这意味着理论上几天内新型病毒就可以在全世界国与国之间传播开了。

幸好由于疫苗学的进步，使得因罹患流行性感冒而死亡的人数大为减少。而卫生机构最关切的是人们如何被流行性感冒病毒侵犯，但这却是冬天里无法避免的事，且完全不能预测——流行性感冒流行的季节始于 10 月，病毒的数量则在 10 月至第二年 3 月间达到高峰。由于不像其他疾病，流行性感冒的发生没有周期性，因此无法预测第二次流行何时将会到来。故医学专家对流行性感冒最头痛的问题还是在于：它没有模式可循，也不知道发生的几率为何。

西班牙流行性感冒的成因与考古

猪与人流行性感冒病毒的遗传物质混合，造成人类历史上死亡最惨重的一次疫病爆发，就是 1918 年的"西班牙流行性感冒"世界大流行。在 1991 年 9 月 6 日出刊的《科学》杂志中，澳大利亚国立堪培拉大学的科学家表示，引起 1918 年疫病流行的病毒中有个关键基因是个杂种，是猪及人流行性感冒病毒基因序列交杂在一起产生的，这种"再重组"的现象可以解释为何这次疫病的爆发如此猛烈。而了解过去流行性感冒爆发的原因，就成为探索与学习未来疫病再度流行的最重要资讯。

引发 1918 年西班牙流行性感冒的病毒在疾病流行时并

未保存下来，长久以来人们相信这在科学研究上已经失去踪影了。但 1997 年美国的科学家却在一位女性病患（尸骨埋于阿拉斯加的永冻土里）的身上找到某些相同病毒的遗传物质，又从死于疫病大流行的两位美国士兵身上取得检体，这些科学家重建该病毒的部分遗传数据，同时与其他流行性感冒病毒相比较，但可惜这次分析的结果并未能揭发引起这种大流行的原因及情况为何会变得如此糟糕的原因。不过吉布斯与同事约翰·阿姆斯特朗及阿德里安·吉布斯发现其中一个病毒基因实际上是个杂种，是由两种流行性感冒病毒部分基因重组的，而这两种病毒早在大流行发生之前就已经存在了。

马克·吉布斯表示，这个基因是在病毒复制的时候形成的，这种特别基因的改变会使动物的免疫系统（击退疾病的系统）认不出病毒，同时增强病毒的毒性。当宿主（猪或人）在同一时间被两种病毒感染时，就会产生基因重组的现象——当这两种病毒在宿主的细胞里相遇时，就会以一种"复制错误"的模式产生混合物。在 1918 年的流行性感冒大流行时，大约每四十位受感染的病人中有一人会死亡。目前的流行性感冒病毒的致死率则大约是 1/25000，但我们仍需特别警觉为何某些病毒的毒性比其他病毒大得多，因为这将有助于医学治疗，借由抗病毒药物来控制病毒，或帮助我们认出具威胁性的新疾病爆发。

禽病毒的传播

在香港这种人口稠密的城市中有超过六百万居民，恐惧散播的速度要比禽病毒本身还要快。香港中文大学微生物系的约翰·塔姆教授就形容说："这真令人害怕，当人们知道所发生的事时，恐惧就形成了。"塔姆教授是 1997 年禽流感爆发时指导香港特区政府采取行动的团队成员之一，他回想当时，某些病人必须急救好几次，传染的情况非常严重，最糟糕的是连医生也不知道病原在哪里和它是否会在人与人之间传染。

结果发现禽流感病毒虽然会在人与人之间传染，不过效率并不高。塔姆教授表示，最初的禽流感爆发于香港新界的养鸡场。而其实在还没有人被感染之前，就已经在鸡中检测出病毒，且证明其传染性极强，致病率达百分之百。但是当时的卫生主管机构也没有一点警觉，因为从来没有人会想到，一种禽类动物病毒竟会穿越物种障碍传染给人类。当时在广东省分离出禽流感病毒 H5N1，这种病毒对鸭及鹅都无害，且病毒虽然很容易适应宿主，但仍然需要特别条件，其遗传组成才会产生变异，对人类造成伤害。

而 H5N1 病毒感染人类的可疑宿主是猪，猪同时容易被禽类动物与人的流行性感冒病毒所感染，有人认为 H5N1 禽流感病毒感染猪时，那只猪同时也被人的流行性感冒病毒感染。塔姆教授解释说，禽流感病毒只有八个基因，它们会以两种方式改变自己：经由突变改变它们的基因序列，或是当两种病毒同时感染相同细胞时，产生新病毒的某些特性。亚洲地区居民的居住场所一般都拥挤不堪，卫生条件通常也不佳，人与动物时常紧邻而居，再加上人口众多及对食物的偏好（活体与温体猪肉），亚洲地区具备了所有作为培育病毒"大型试管"应有的条件。两年前的马来西亚尼帕病毒（Nipah virus）就是先跳越猪，然后形成人类的一场小型流行性疾病，造成一百多人死亡，其中有许多人是在养猪场工作。1994～1995年间，葡萄牙布里斯斑马的亨德拉病毒（Hendra virus，也称为非洲马瘟）感染了一位马厩工人，一位驯马师及十四匹马，结果马厩工人虽然存活下来了，但还是造成驯马师的死亡。

致死性疾病的培育场所

病毒由动物跳越至人类完全不需要任何引荐的动作，人类免疫缺乏病毒（HIV）就是由发生于非洲猴类的猴免疫缺乏病毒（SIV）传染来的。非洲是一个著名的致死性疾病培育场所，包括埃博拉病毒（Ebola virus）及西尼罗病毒（West Nile Virus），后者曾于1999年在纽约感染人类，而于2001年在美国许多地区（包括纽约及佛罗里达州）传播疾病。

而20世纪的三次流行性感冒大流行，其中两次皆起源于非洲，至于第三次流行的源头科学家则有不同的意见，而结果最惨烈的一次当然是发生于1918年的西班牙流行性感冒。然而也有许多人争论，认为流行性感冒的起源是在亚洲的某地。香港大学病毒学家马立克·佩里斯就表示，动物病毒跳跃至人类而感染人类的病例一直增加，其中有两件事情发生的方式是我们前所未见的：首先是地球上的人口愈来愈多；第二是为了养活这些人，我们必须以史无前例的规模来繁殖动物，这种情况即使在现代的社会依然会发生，就如同欧洲发生人类疯牛病一般——过去一个大家族或一个村庄通常只饲养 10~15 头猪，但如今人们却能养育数百万头猪，并且将其运送至世界各地；鸡的供应也是一样的。而这正好给了病毒一个肥沃的育种场所及有效率的运输系统，导致人类爆发愈来愈多的疾病——当然我们也可以用阿 Q 的精神说：对于防御自身，我们的准备比以前愈做愈好了。

禽流感流言香港版

香港中文大学教授托马斯·陈（Thomas Chan）曾提出一个极有趣的论点：香港居民比较容易感染病毒，因为他们话讲得太多，且音量太大。有 60% 的香港居民在过去数年内至少罹患感冒一次，而引起流行性疾病的原因是感染原停留在人们的喉咙及呼吸道里。他最近还写了一篇文章讨论流行性感冒对经济的影响，文中提到由于香港的小吃店及餐厅永远是鳞次栉比地凑在一起，居民被迫在嘈杂喧闹声中大声喊叫，后果就是喉咙被感染。他告诉路透社的记者说：当你话讲得太多，而且声音太大时，就会伤害到喉咙。

虽然抽烟与空气污染也容易造成许多病毒性疾病，但托马斯·陈却表示，无可置疑的，香港居民喜爱热闹的社会生活方式对他们的健康产生有害的影响。如果一个人长时间工作后，可能会在其他时间进行社交活动，以帮助缓解压力，但这也表示这个人可能得不到充足的时间睡眠，因而会降低身体的免疫力。这个研究的结果也发现：工作者因感染流行性感冒而病倒，导致每年生产力的损失高达310亿元港币（折合约40亿美元）。但托马斯·陈也发现，很难说服香港人不要再喋喋不休地乱嚼舌根。根据法国新闻社 AFP 的调查，香港居民以爱聊天出名，当地的移动电话持有率是全世界最高的。

台湾地区与香港特区地理位置接近，旅客往返又密集，一旦香港发生禽流感，台湾地区就不免要担心是否会成为下一个受害者。所以每当香港一发布疫情，台湾地区的卫生及农政主管机构就大感紧张，立刻发令禁止由香港进鸡。

如今禽病毒居然会感染人类，并造成死亡病例，且有可能形成全球性的大瘟疫，可见畜生的问题也不容轻视。而台湾防疫措施更不应由单一单位单独作业，目前虽然有兽医学的专家研究调查台湾候鸟身上所携带的禽流感病毒，同时确实也曾发现部分候鸟带有多种禽类动物的野外病毒，幸好并未发现 H5N1 的踪影。但由于部分数据是由赏鸟协会协助调查的，数据不够专业，资料也趋老旧（1986 年 3 月至 1988 年 9 月），故希望有更多专家、学者投入这个研究领域，真正实际做一些有利于人民的防疫工作。千万不可忘记科学家的预言：世界无可避免地会发生另一波流行性感冒大流行，而感冒也会造成死亡的。防疫的官员，你们准备好了吗？

禽流感

流感与禽流感

□张季平

流感病毒

流感的大流行往往是突然发生的，有蔓延迅速、感染者众、流行过程短等特征。禽流感病毒很容易发生突变成为高致病率病毒，一旦和人类病毒混合，就会产生新的流感病毒。

流行性感冒（下称流感）是由流感病毒引起的急性呼吸道传染病，主要通过飞沫传播，具有高度的传染性。流感的流行没有明显的季节性，只不过冬末春初稍稍增多而已，而且几乎每年都会发生，或者局部爆发，或者大规模流行。在美国，每年会有 10%~20% 的人感染流感，平均 114000 人因此住院治疗。2003 年冬天和 2004 年春天，亚洲的"禽流感"更是闹得不可开交，特别是鸡和火鸡等的一种烈性传染病，可引起呼吸道感染或带来毁灭性损害，病死率可高达95%。在越南，已有数十人死于禽流感（究竟是哪种病毒传染的目前还未查清楚），且原来只是在禽类流行的疾病，现在已经变成"人畜共通疾病"了，对此我们应该给予足够的重视。

善变的流感病毒

流感病毒属于正黏液病毒科（Orthomyxoviridae），含有八节单股 RNA，分子量 2-4×10^6，其中鸟粪嘌呤（G）17%～21%，腺嘌呤（A）20%～23%，胞嘧啶（C）23%～27%，尿嘧啶（U）31%～36%。蛋白层（capsid）螺旋对称，直径 9～10nm，具囊膜（capsule membrane）的粒子大小为 90～120nm，球状或长圆形，具有特征的表面突出物力糖蛋白——红细胞凝集素（hemagglutinin，简称 HA 或 H），另一为神经氨酸（neuraminidase，简称 NA 或 N）。流感病毒亦含类脂质和碳水化合物，对乙醚敏感，不耐

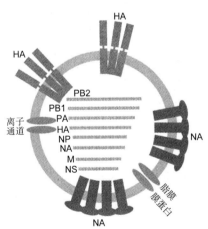

八节 RNA 基因组（分别制造 PB2, PB1 等八种蛋白）

其中血球凝集素（hemagglutinin, HA）以三聚体形式存在，与细胞膜上的受体结合；神经氨酸酶（neuraminidase, NA）以四聚体形式存在，与病毒释出细胞有关

图 13　一般流感病毒的构造

热、不耐酸。核蛋白层（nucleo-capsid）在核内形成，以发芽方式成熟（见图13）。

　　流感病毒极易变异，人类或动物对于变异后的病毒缺乏免疫力，如不及时控制，容易引起爆发、流行或大流行，如1933～1945年病原体为流感病毒A型，1945～1957年就变异为A1型，1957～1968年更变异为A2型。又如1968年7月在香港发生的一次流感流行，于六个月之内波及世界上许多国家，由一株与先前病毒有很大抗原性差别的A型流感病毒（A2／香港／68）所引起，1972年在上海地区的A型流感病毒流行若与1968年的病毒相比，抗原特性上又有了某些变异。

　　流感病毒分为A、B、C、D型（Influenza virus A、B、C、D。D型也称Parainfluenza type I virus，副流感病毒I型），其中A1及A2型都是A型的变异。流感病毒四型之间没有交叉免疫，且免疫力持续时间极短，有研究显示，流感病患恢复后还不到半年的时间，又可感染上同型病毒。

　　流感大流行一般皆由A型或其亚型病毒所引起，B型病毒通常引起局部的小流行，C及D型则大多是散发病例。由于流感病毒（特别是A型）表面结构有红细胞凝集素和神经氨酸酶，二者可单独变异，且各有各的抗体，每隔10～15年，抗原结构就发生一次较明显的变异。

从禽流感到流感

　　流感的大流行往往是突然发生的，有蔓延迅速、感染者

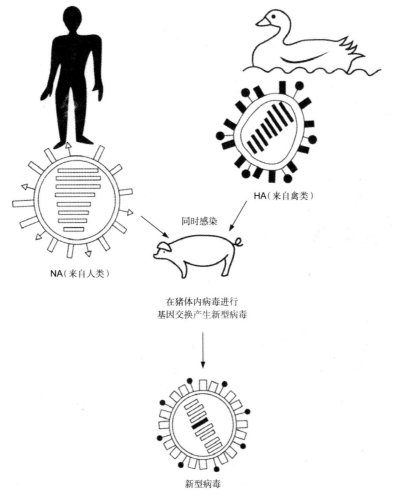

HA（来自禽类）

同时感染

NA（来自人类）

在猪体内病毒进行
基因交换产生新型病毒

新型病毒

图 14　新型流感病毒经基因交换产生的过程的

众、流行过程短等特征。感染一般先发生在集体场所，大流

行时每次有 20%～40% 发病，个别单位可高达 50%～80%。

香港 1997 年发生的流感原来只是"禽类流行性感冒"，竟然

发生在人群当中，显然是新的突变病毒；万幸的是，那次没

有引发大的流行。

能够引起禽类流感的病毒是属于 H4 和 H5 等，而感染人类的流感病毒则是 H1、H2 及 H3 型。由于病毒在感染细胞之前必须附着细胞膜上的结合部位，禽类与人类流感病毒所辨认的地方不同，因此禽类流感病毒必须在中间寄主（例如猪）身上与人的病毒发生混合，才有可能产生危害人类的新品种（见图 14）。尤其是 H4、H5 和 H7 等禽类流感病毒可引起严重感染，而表现为"高致病性禽流感"。由血清型H7N7 引起的高致死率的禽流感过去称为鸡瘟（Fowl plague），国际上直到 1981 年才把鸡瘟改称禽流感（Bird influenza）。

H5N1 流感病毒是 A 型流感冒病毒的亚型，以前只发生在禽类，是从 1997 年 5 月香港有一个三岁男孩患病后，从其身上分离出的禽类流感病毒，这一消息是同年 8 月由美国疾病控制中心（CDC）公布的。该男童后来因呼吸道感染和瑞氏综合征（Reye's syndrome）死亡。那次不幸事件有数十人患病，其中六人死亡。

流感病毒远比 SARS 更具传染性，因为流感病毒可以在空气中迅速传播，而 SARS 病毒通常在近距离接触后才会传染，所以一旦禽流感变异为普通人类流感病毒传播开来，其蔓延速度将大大超过 SARS。

世界卫生组织的官员表示，自从 1997 年香港流行禽类流感病毒之后，已将"H5N1 检验用工具套组"（H5N1 Test Kits）分送到在全世界 110 个流感监测中心，以防止可能的全球性流行。

关于高致病性禽流感

在过去的四十年间，已爆发过 12 次高致病性禽流感，其中在 1983~1995 年的十二年间曾爆发过 8 次。高致病性禽流感更加难以控制，给生产者和消费者都带来一定的经济损失，阻碍了全球养禽业的发展。只要确诊为高致病性禽流感，或分离到 H5 或 H7 血清型流感病毒，就立即进行最有效的控制，限制其扩散传播和受感染国家和地区禽产品的出口。

一般认为包括水禽在内的迁徙鸟类是禽流感的贮存宿主，此外，在亚洲、欧洲和美洲沿海一带居留的"沙鸟"也是潜在禽流感致病病毒的来源。在过去五年间，已发现平胸目鸟类带有所有九种神经氨酸酶亚型和十五种中的十二种红细胞凝集素亚型禽流感病毒。尽管这些自平胸目鸟类中初次分离出的流感病毒对鸡致病率较低，但至少有一个病毒经过传代后其致病力可增加，从而引起商品化鸡群的严重损失。对高致病性禽流感通常采取根除的措施来控制，包括建立快速诊断，在疫源地周边设立检疫机构，彻底捕杀感染的禽群等。美国宾夕法尼亚州曾于 1984 年爆发了低致病性禽流感 H5N2，当时农业部动植物检疫局根据 1970 年加州爆发新堡鸡瘟时累积的控制经验，对这一危害养禽业的毁灭性疾病采取一切可能的措施加以控制。

美国的例子

早在 1983 年夏季，从美国宾夕法尼亚州中部商品化蛋鸡群中就分离到低致病性 H5N2 禽流感病毒，病死率 0～5%，并伴有产蛋率中度下降。同年 10 月下旬，禽流感感染鸡群的病死率升至 50%，且伴有高致病性禽流感典型的临床症状和病变。随着对禽流感流行特性的改变和认识，采取了以往建立的一切可能措施，如毁除所有表现临床症状的鸡群，经血清学监测为 H5N2 抗体阳性的鸡群，应用抗病毒药物（如金刚烷氨 Amantadine）和特异性杀流感病毒药物，禁止使用禽流感死毒疫苗，指挥基金会补偿被要求强制淘汰感染的鸡群的禽主、设立相应的国家和州级兽医定期监测鸡群，根据流感病毒的分离与鉴定作出确诊，适当控制活禽鲜蛋的流通及依据禽流感的流行情况采取主动措施等。

墨西哥的例子

而 1995 年墨西哥发生高致病性禽流感 H5N2 时，由于缺乏经费未能实施强制淘汰计划，政府采取了屠宰有临床症状的鸡群，加强检疫和以当地的油佐剂死毒疫苗进行预防接种。虽然接种疫苗的鸡群发生自然感染时产蛋率下降不明显、病死率也不高，然而从其中仍可分离到禽流感病毒。以上这些结果表明，即使存在 H5N2 抗体的免疫鸡群，仍不免有活着的禽流感病毒。

巴基斯坦的例子

1995 年巴基斯坦北部爆发了区域性高致病禽流感 H7N3，受感染的种鸡群病死率高达 90%，由于缺乏生物安全设施，致使流行病毒迅速扩散，于是该国政府实施免疫接种计划——使用当地研制的同源疫苗进行紧急接种，同时将鸡群隔离封锁在一定区域，这样既可迅速减少临床症状的出现和损失，又可将禽流感尽可能地封锁在某一区域内。

对于发生低等或中等致病力禽流感的国家，也应采取彻底淘汰的措施，当然这有赖于充足的专项经费。至于高致病性禽流感（如 1985 年、1992 年和 1994 年澳大利亚零星发生的禽流感），应采取淘汰和补偿损失的措施。通过全面深入的监测，发现大量野生鸟类宿主、外来鸟和家养宠物鸟，则需要单独进行控制。

总之，目前对于高致病性禽流感的控制措施，包括加强检疫、改善生物安全设施、淘汰受感染的禽群和进行免疫接种。对于我们来说，表面抗原的免疫（尤其是 H）降低了感染的可能性和疾病的严重性，但是抗体的保护作用是有限的，抗体对由同型病毒变异而产生新抗原不起作用，导致每年形成流感疫苗变异株而出现一定季节性的流行。

流感的临床特征及诊断

流感的潜伏期变化很短，为一至四天，平均为两天。没有并发症很快发病。发病后首先出现呼吸道症状，当病毒在上呼吸道的上皮细胞内繁殖时，局部出现水肿、充血及表浅溃疡等病变，因而临床上出现发烧、头痛、畏寒、乏力、全身酸痛等症状。在病程的早期，可出现鼻塞、流鼻涕、咳嗽、喉咙痛等；发烧和全身酸痛可持续三至五天，咳嗽和乏力可能持续约两周或更长。在全身症状和发热消退时，呼吸道症状较显著。部分患者会出现食欲缺乏、恶心、腹痛、腹泻或便秘等消化道症状。较重者也常常发生肺炎或其他疾病。

流感并发肺炎时，是一种浆液性出血性支气管肺炎，有红细胞外渗，纤维渗出物及透明样膜的形成，多由病毒性或细菌性引起；后者包括肺炎双球菌、金黄色葡萄球菌、链球菌或流感杆菌等。临床上可出现高烧不退，呼吸困难，紫绀，阵咳，咯血等症状，X 光检查两侧肺部可呈散在点状或絮状阴影，数日内融合成小片或块状阴影，病程三至五周。少数患者会因症状严重，成人呼吸紧迫综合征（ARDS），肾衰竭或其他疾病而死亡。

从临床症状诊断流感有一定的困难，因为流感的初期症状和其他呼吸道症原引起的感染相似，因此须收集两份血清样本，一份在发病后一周以内，另一份在病后二至四周内，测试流感病毒抗体可以诊断最新感染，如果恢复期（第二份）抗体的水平明显增高，怀疑患有流感（这可能需要较长时间）。另有一些快速检验方法有助于诊断流感，如取鼻咽部分泌物检测病毒病原（须在发病后最初四天内收集），二十四小时内可提供结果。在医疗诊所进行的大多数测试敏感率＞70%，特异性＞90%。在流感爆发期，通过病毒培养测定致病的流感病毒亚型很关键，一般病毒培养三至十天就会有结果。

流感病毒抗原检测（包括呼吸道上皮细胞病毒抗原检测），是取鼻咽洗液或负压抽吸呼吸道分泌物标本（适合于儿童），方法包括免疫荧光法（immuno-flourescence）、免疫酵素技术（immuno-emzyme technique）和时间消散荧光免疫试验（time-resoled fluoroimmunoassay）。已有商品化快速检测试剂盒可供使用，有的不仅能检测而且能区分A、B两型流感病毒，三十分钟即能完成检测。

抗原检测法特异性较高，敏感性欠佳，而且个体之间或实验室之间的资料不能进行比较。呼吸道标本经敏感细胞增殖一代后的病毒抗原检测，将细胞消化分散制成抗原片，再用免疫荧光法或免疫酵素技术检测细胞内抗原，敏感性明显增高，并可直接定型，一般24~72小时即可诊断，较常规鸡胚培养为快。最新反转录①——聚合连锁反应（RT-PCR）技术检测流感病毒的 RNA，理论上该方法特异性最高，敏感性最强，但尚待进一步研究和评价。

需要与流感鉴别诊断的最常见疾病是普通感冒，某些传

---

① 反转录是以 RNA 为模板，通过反转录酶，合成 DNA 的过程，是 DNA 生命合成的一种特殊方式。

染病前期也可以表现为上呼吸道感染征候,通过相应的实验室检查和动态观察可以鉴别。对于大多数人流感在发病数日后即可恢复,尽管咳嗽和肌肉酸痛可能持续两周以上;但是对另一些人来说,流感可能使潜在的疾病(如肺疾或心脏病)恶化,导致继发的细菌性肺炎或原发性流感病毒性肺炎。流感还和脑膜炎、心肌炎、心包炎等疾病有关。

流感的治疗

对于感染流感的病人,应着重护理及并发症的预防工作,以及多饮水、多卧床休息。对于有高烧和烦躁者,可给予解热镇静药(12岁以下且已出过水痘或得过流感者,最好不要使用阿司匹林,以免导致瑞氏综合征的发生);对高热显著和呕吐剧烈者,应时常补充水分。在病程中,应随时注意观察病情的演变,特别是儿童及年老者(年老者往往有心血管疾病或慢性呼吸道疾病),并及时采取相应的措施,积极预防并发症或继发感染的发生。有继发性细菌感染时,必须及早使用适宜的化学药物或抗生素治疗;并发肺癌时,则须按肺癌综合疗法来处理。

流感疫苗

在美国,减少流感发病主要通过接种灭活疫苗进行免疫预防,每年在流感季节对高危人群进行接种是最有效的方法。当疫苗和流感病毒良好匹配时,接种疫苗后在人群中产

流感病毒

生免疫可以减少流感爆发的危险。那些想避免流感的普通人（年龄≥5岁）和特殊人群（怀孕三个月孕妇、哺乳妇女、旅行者）都可以接种疫苗。流感疫苗主要包括三个病毒（两个A型和一个B型），它们是由高纯度、无感染的成熟鸡蛋病毒制成。

在美国市场流感疫苗还可能包含了消毒原料和一种含汞化合物（作为防腐剂），一些厂商可能使用抗菌药来防止污染。Fluzone无防腐剂疫苗和Aventis公司的无防腐剂流感病毒疫苗配方于2002年9月获FDA批准，用于六个月至三岁的幼儿的免疫，它同时亦可用于长于三岁的儿童和成年病人。

流感疫苗的使用剂量建议根据年龄组的变化来选择（见表9）。为了获得满意的抗体反应，对于年龄小于九岁而先前未接种过的儿童，应接种两次，间隔期大于一个月，采用两种剂量，第一次用0.25mL，第二次用0.50mL。研究显示，成年人在同一季节再次接受0.50mL剂量，很少或不能提高抗体反应。

表9　　　　　2001～2002年美国按年龄组接种流感疫苗剂量

年龄组	剂量	数量	途径
6个月至3岁	0.25mL	1或2次	肌肉注射
大于3岁至9岁	0.25mL	1或2次	肌肉注射
大于9岁至12岁	0.25mL	1次	肌肉注射
大于12岁以上	0.25mL	1次	肌肉注射

*建议成人和9岁以上儿童接种位置在三角肌，婴儿和小于九岁儿童在大腿外侧较好。

结语

　　有证据表明，禽流感正在威胁着全球养禽业。自由生活的鸟类、迁徙鸟类、外来鸟类和非商品化饲养的鸟类，均可成为禽流感病毒的贮存宿主。该病毒最大一个特点是很容易发生突变，而成为高致病力病毒。一旦禽流感病毒和人体病毒混合，基因结构发生变化，就会产生新型的流感病毒。

　　若要去发生禽流感的国家，要做好国际旅行的保健工作，避免接触染病的鸡或鸭等，避免与禽流感患者接触，避免食用未煮熟的鸡鸭；在疫区的人员要戴口罩，勤洗手，避免接触自己的眼睛，鼻或口，以防禽流感传入自己的国家。而人类对这种新型流感病毒的抵抗力往往很差，或用化学药物进行预防及治疗；并发肺炎时，可用抗生素按一般肺炎综合疗法处理。

从儿童流行感染症谈起

□ 黄立民

防疫体系在当代社会是一个重要的防线，四个环节构成此体系，包括卫生行政系统、医学界、民众及媒体。其中任一个环节出了问题，对疫情即无法有效掌控。

由于公共卫生的改善与抗生素的蓬勃发展，感染症在1970年代迅速减少，当时医学界普遍认为感染症即将绝迹，人类渴望免于感染症的威胁。但1980年代起一连串新兴及再兴感染症的出现，大浇这些乐观者一盆冷水。医界迅速意识到微生物仍将是人类健康挥之不去的梦魇，感染症流行病依旧会不断出现。近二十年来重要的新兴及再兴感染症包括艾滋病、抗药性结核菌、疯牛病，事实将冷酷地摆在我们眼前。

各式各样的微生物自有人类以来即与我们共存。由于微生物具高度传染性，流行性传染病始终是短期内威胁大量人类健康甚至死亡的原因。鼠疫、流感、伤寒与结核等，都是历史记载中许多人耳熟能详的流行病，近年来台湾人更是闻艾滋病、肠病毒、流行性脑膜炎色变。

虽然说微生物感染时不分成人或儿童，但是好发于儿童及成人的流行性感染症却大不相同。我们的免疫系统能有效对抗微生物感染，并在感染康复后建立免疫记忆，保护宿主免于相同的微生物再次感染，因此一个健康的成年人都曾身经百战，战胜不可胜数的病原菌。所以大部分流行性传染病都发生以儿童为主，加上儿童多数就学，许多时间在学校活动，同学间嬉戏往来十分密切，若卫生习惯不佳，病原菌传播十分容易，就会造成大规模疫情。许多疫情的研究指出，社区的流行性感染症往往由学校开始，经由学童传播到家庭中，同时也是保持社区疫情持续发烧的动力。

在以前农业时代，多子多孙多福气的时代里，由于医学尚未发展，营养及卫生落后，传染病是儿童杀手，未及成年即夭折在当时是常见的事，父母也习以为常。但如今一个家庭往往只有两个甚至更少的小孩，让每一个儿童健康地长大，成为整个社会不可推卸的责任，也是维系社会继续蓬勃发展所必需。防治感染症流行的能力是反映一个地区进步程度的指标。但这个工作对台湾地区的人民而言却是相当艰巨。台湾天气湿热，人口稠密，而且人际关系来往密切，非常适合病菌传播。凡此种种均有利疫情流行而不利防疫。

近年来台湾地区最重要且最大的疫情当属肠病毒71型的大流行。肠病毒71型是最近才被发现的新型肠病毒，具有高神经毒性，容易造成脑膜炎及肢体麻痹。此病毒广泛存在于全世界，但在欧美国家都只有散在性病例报告，很少造成流行，近十年来最大的两个流行分别发生在马来西亚与中国台湾地区。1998年台湾肠病毒71流行更是有史以来最大的一次，该区近五分之一人口被感染，造成七十余人死亡，并留下不少儿童伴随长期的并发症。这个例子显示台湾省是容易爆发流行病的地方，也告诉我们一个危险难以控制的病原菌，一旦进入台湾省后可以引发的后果。

防疫体系在当代社会是一个重要的防线，四个环节构成此体系，包括卫生行政系统、医学界、大众及媒体。其中任一个环节出了问题，对疫情即无法有效掌控。

卫生行政系统

台湾地区的卫生行政系统在一般行政事务上可算是有效率的体系，从台湾能消除疟疾、小儿麻痹，推行全世界第一个B型肝炎疫苗接种计划，并大量减少B型肝炎带原率与肝癌发生率可以证实这一点。但控制感染症流行却是一件完全不同的任务，包括疫情监视，确定流行，判断流行演变，控制流行等项目。每种病原菌如细菌、病毒、真菌、寄生虫、原虫各有其特色，一定要有足够的专业能力才能做出正确判断。而国内目前感染科医师及感染相关公卫专业人才严重不足，且大部分又在学界服务，因此目前卫生行政体系内最大弱点之一就是：没有足够的专业人员，往往无法在第一时间作出正确判断。

另一个问题是台湾当地资料严重不足，缺乏各种病原菌在本土以往的流行资讯。古人谓鉴往知今，一旦我们不清楚某一种病原菌的流行历史，就很难判断目前流行的走向。判断疫情需要知道的基本资讯为：以前每次流行影响人数、持续期间、感染幅度等，但这方面的资讯往往付之阙如。一方面是防疫单位自己没有收集资料的习惯及制度，一方面由于这种研究被认为深度不足等，导致学界也甚少从事此等相关研究。这方面在欧美国家尤其是日本做得很好，值得我们借鉴。

另一个重要的资料是血清流行病学研究。血清流行病学研究可以了解各年龄层人民对某种病原菌的抗体阳性率，是评估疫情流行最重要的资料之一。除了告诉我们哪些年龄层的抗体偏低，是易感染族群外；也可以了解族群免疫力，即整个社区是否有足够广泛的免疫力以防止疫情蔓延，或整个社区不具足够免疫力，疫情将蔓延。血清流行病学研究结果可以指示如果存在有效防治方法时，例如药物或疫苗，该针对哪些族群使用以确实阻绝疫情蔓延。

医学界

医学界在流行疫情第一个角色就是疾病的监视，准确快速的疾病通报是判断是否有疫情的最重要根据。流行刚开始时个案累积较慢，一段时间后累积的速度将会成直线上升。要阻断流行最好的时机当然是在初期病原菌开始传播时，但这一段时间往往不长，约2~4周。第一线医师能否正确地认出疾病种类，迅速通报，并判断是否会继续蔓延造成流行。这方面面临到意愿与能力的问题，许多医师并不了解哪些疾病需要通报？更常在太忙碌时就忘记通报。此外目前许多医师在感染症再教育方面并没落实，对于感染症及出疹性疾病不熟悉，往往无法即时做出正确诊断，无法早期通报会导致丧失防疫的黄金时机。

大众传播媒体

媒体在防疫上有几个功能，最首要的属疫情报道及防疫方法的宣导。防疫的成功第一要件在于通知大众疫情已出现，进而动员大众参与防疫工作。在这方面台湾省现有媒体胜任有余，现在的问题反而在过度渲染疫情，造成恐慌，这与媒体过度竞争，大量需要新闻有关。此外媒体具有医学专业知识的编采人员不足，偶尔见到报道中有连病原属于细菌还是病毒都搞错的情况。

一般大众

　　唯有大众积极参与，由家庭、社区做起才能使防疫落实。医学专业上认为必须有效实施防疫措施，一定要被一般大众接受才能见到成效。大众知识水准近年来大为提升，但教育体系对于疾病着墨不多，大众对病原菌及疾病一知半解，推行宣导防疫观念与措施因此事倍功半。更何况不少人不见黄河心不死，不见棺材不掉泪。疫情已蔓延至社区，卫生单位人员前来进行加护消毒时，有时还遭大众埋怨扰民。

　　改善防疫系统是一个艰巨但必须进行的工作。讽刺的是防疫是花钱但又很难看见成效的事情，完美的防疫的结果是没有疫情发生，每个人反而会忽略防疫单位的存在。不像经济、交通等建设，一旦上媒体，往往表示有轰轰烈烈的建设成果。如果媒体上常常看到防疫人员出现，就知道一定有严重疫情正在发生。所以要将经费投入防疫工作，一定要得到大众及行政单位的支持。好的防疫政策对经济会产生很大的影响，一旦有疫情出现，会影响到各种农渔牧产品外销，也会影响旅客前来观光的意愿；某些流行感染症容易影响青壮年，势将对国家生产力造成影响。在一些非洲国家艾滋病横扫整个中壮年及青年人口，对全国生产毛额减少甚巨。最后不要忘记疫情受害者医疗支出本身就是很大的社会损失。总之防疫在本质上属于预防医学，是高投资报酬效益的行为。

目前防疫体系

卫生行政系统

卫生署防疫组织经过重组以后，目前正在一个较理想的状况。在1998年台湾肠病毒71流行前，卫生署有三个防疫相关组织：预防医学研究所、防疫处与检疫总所。三个组织的位阶从属关系不够明确，因此在协调上容易出问题。目前三个单位重组为疾病管制局，大体上解决此问题。

另一个近年来防疫上较重大的成就是定点监视医师系统的建立。这个系统是由检疫总所成立，邀请有意愿的第一线医师每周按时通报数种感染症的个数，作为疫情监视的早期指标。此系统颇有成效，正好赶上1998年台湾肠病毒71流行，对该次疫情提供甚有价值的资讯，目前也成为疾病管制局监视疫情一大利器。

目前留下一个主要问题是防疫专业人员不足，尤其是疫情调查所需人员。疫情调查是一个高专业要求的任务，必须具有流行病学、感染学、公卫与统计等相关知识。美国疾病管制局在疫情调查的能力领先全球，侦破无数奇案。但美国疾病管制局有庞大编制与充足人员经费，才能达到今日的水准。而台湾地区疾病管制局的疫情调查单位为流行病学训练班，人员编制稀少，缺乏有临床经验的医师在里面，因此无法胜任今日所发生各种疾病的疫情调查。国外卫生单位防疫机构里通常医师很多，是研究分析疫情的主力，而台湾地区目前卫生行政机关的待遇，无法吸引临床医师加入，因此这个问题一直存在。解决的办法是开放公费医学生进入防疫体系，视为服务年限或卫生署出资培养感染科研究医师，并需进入防疫体系服务，希望能够吸引一批新血液，使之产生兴趣而留在防疫体系长期服务。

医学界

医师的再教育必须落实，其中应该包括感染症的新进展，法定传染病的诊断与处理原则。目前医学会及疾病管制局对此着力颇深，是正确的方向，应长期持续下去。

大众传播媒体与一般大众

疾病与感染的教育必须进入校园与一般大众日常生活。建立个人正确及良好的卫生习惯是社区防疫的基石。正确而适度地报道疫情是媒体的责任。教导传播正确的医学知识是媒体最重要功能之一，目前许多平面及电子媒体都有相当大的版面或时间刊出此类文章，颇具教育功能。但由于编采人员无专业能力，基本上是照撰稿者原文刊登。其中一些文章不免内容有误，或广告意味浓厚。另外，还有一些地方记者发出的新闻稿，这方面问题更大，这些就有赖媒体自律来解决。

结语

台湾地区的防疫体系在近几年来，正慢慢在改善，疾病管制局近年来鼓励血清流行病学研究，并积极推广疫苗接种，均是值得鼓励的。但幅度及步伐仍不够快，也还有很大进步的空间。当有疫情流行，造成大众健康损失时，任何人包括大众、医界、媒体都可以义正词严地责备卫生行政系统。不过每个人也应了解到，防疫就像防范犯罪一样，是需要全民参与的。

疫苗接种：实现防疫无国界

□李秉颖

流感病毒

防疫没有国界。闭门造车的防疫观念已经过时，必须靠全世界的群策群力才能有效控制各种传染病。同样地，防疫也没有个人与个人之间的分野，所有大众都必须认识疫苗与防疫工作的重要性。

在人类与自然界的各种微生物战争中，为了达成维护人类健康的目的，大体上有三种作法：阻断病原侵入人体的途径，加强人体的免疫力，治疗已经发生的疾病。

对抗传染病的各种策略

并非所有微生物都对人类有害，当它们可能导致疾病的时候，才将之统称为病原。随着医学的发达，我们对于各种病原的生物特性与传染途径都有了深入认识，也知道如何改变环境与作息，以阻断病原的侵入。例如登革热与日本脑炎都是借由蚊虫传染，控制蚊虫的滋生就可以降低发病率。痢疾、霍乱、A型肝炎等经由食物或饮水传染的疾病，可以借由改善环境卫生，避免使用未经加氯消毒的地下水，山泉水等避免感染；B型肝炎可以经由输血传染，所以筛检献血者的血液就能够阻断这种传染途径。

一旦疾病发生了，我们也可以利用各种治疗药物来跟微生物作战。抗生素的发现可以算是人类医药史上最重要的突破，这些药物可以对抗各种细菌感染，也直接导致人类寿命的延长。

光靠避免病原侵入与治疗疾病等作法，人类还不能完全战胜微生物，因为这些方法都有一些漏洞。例如蚊虫固然是传染日本脑炎病毒的媒介，但我们却无法消灭所有蚊虫。日本脑炎病毒一旦侵入人体，医师所能做的也只有一些支持性的治疗，我们并没有特殊药物可以消灭病毒。事实上，大部分的病毒感染都没有药物可以治疗。实施献血者的筛检，固然可以降低 B 型肝炎的感染率，但是这种病毒可以由母亲传给子女，它也可以借由性接触传染。

即使我们已经有很多抗生素可以消灭细菌，但抗生素并不是万能的。例如肺炎双球菌是引起人类败血症、脑膜炎、肺炎等感染症最常见的细菌（图15），早在1940年代末期就

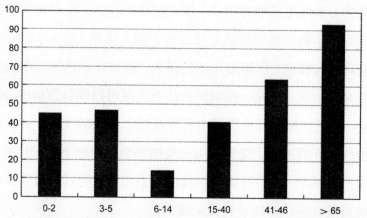

图15　台湾地区严重肺炎双球菌感染病例之年龄分布，以年幼者及年长者的罹病率较高。

有人发展出疫苗，但是后来因为大家相信抗生素的疗效卓著，根本不需要使用疫苗来预防，所以这种疫苗在1954年就退出市场。最近学者们发现虽然有了各种抗生素，肺炎双球菌感染的死亡率仍然居高不下，人们才又再度发展疫苗。近年来抗药性肺炎双球菌的出现，更使我们认识到这种细菌引起的问题无法光靠抗生素解决。所以利用疫苗来增强人体免疫力，就成为人类与各种微生物持续争战所不可或缺的利器。

疫苗原理

　　要了解疫苗如何增强免疫力之前，必须先了解免疫力的

本质。人体免疫系统的主要成员是白细胞与存在体液中的各种小分子，这些白细胞具有分辨敌我的能力，其根据主要是在于各种细胞的表面，都有一些不同成分的小分子。当白细胞看到属于人体本尊的小分子时，就不会作用；如果看到细胞表面有异于本尊的小分子，就会动员起来，试图去消灭这类异族。这种可让免疫系统辨识的小分子，学术上统称为抗原。

白细胞可以分成好几种，其中的吞噬细胞可以直接吞噬病原；T淋巴球可以帮助其他白细胞作用，并杀灭受到感染的细胞；B淋巴球可以制造抗体。其中，所谓的抗体是用来对付抗原的小分子，其本质都是免疫球蛋白，而一种抗体只能对抗一种抗原。

当免疫系统发现外来异物开始准备战斗的时候，需要一段时间才能完全动员。所以当人体第一次遇到陌生病原的时候，通常会因为无法即时动员而生病，直到各种白细胞的功能完全发挥后，疾病才会痊愈。经过这样的演练以后，先前的作战经验会存在淋巴球的免疫记忆中。下一次再有同样的病原进入人体时，动员令的执行就会变得十分迅速，通常可以在疾病发作之前，就把病原完全消灭。

疫苗的原理是在不生病的前提下，让人体得到类似的作战经验，一旦有病原侵入，就能够快速动员避免发病。为了让人体不生病，必须先降低或完全去除病原的毒性，然后让人体接触这种经过修饰的病原成分，让免疫系统发展出辨识特殊敌人的能力。

疫苗种类

一般疫苗根据它们是否仍然保有原来病原的活性，而可以分为活性减毒疫苗与非活性疫苗（又称为死菌疫苗）两大类。目前已经有的活性减毒疫苗包括卡介苗、口服小儿麻痹疫苗、麻疹疫苗、德国麻疹疫苗、腮腺炎疫苗、水痘疫苗、黄热病疫苗、登革热疫苗等。非活性疫苗则包括了白喉类毒素、破伤风类毒素、百日咳疫苗、日本脑炎疫苗、注射小儿麻痹疫苗、A 型肝炎疫苗、B 型肝炎疫苗、b 型嗜血杆菌疫苗、注射用流感疫苗、肺炎双球菌疫苗、狂犬病疫苗等。活性疫苗进入人体以后，能够自行增殖而引起免疫反应，因为它们已经经过了减毒的手续，所以通常不会致病。因此打了这种疫苗就好像是得到轻微的自然感染，所引起的免疫反应通常比较能够持久，效果较佳。但是，所有的活性疫苗都还是有可能会引起类似自然感染的病症，只是其发生率远低于自然感染。所以这类疫苗的缺点在于安全性的顾虑较大，且制备较难。

此外，肌肉注射的活性疫苗比较容易被外来的抗体中和，进而影响到它们的效力。所以麻疹、德国麻疹、腮腺炎疫苗与水痘疫苗等，如果在一岁以内注射，就会因为有来自母亲的抗体干扰，而有相当的比例会失效。又如果因为有某些特别原因注射了免疫球蛋白，也一样会影响到活性疫苗的效果。比起活性疫苗，非活性疫苗的优点在于制备比较容易，而且不会引起真正的感染，所以安全上的顾虑比较小。非活性疫苗最大的缺点在于其免疫效力一般都比较低，所以常常需要反复注射多次，而且一般都没办法持续很久，其保护效果大多只能维持五至十年。

利大于弊的原则

一般人对于疫苗最常见的疑虑，大概就是这些疫苗是否安全。接种疫苗主要是为了预防疾病，这是疫苗所带来的"利"；但是所有疫苗都不可避免地会引起一些副作用，这就是疫苗所带来的"弊"。在利多于弊的考虑下，我们才会规定需要打这么多种疫苗。例如打了麻疹疫苗以后的五到十天，有不超过10%的比率会引起发烧，甚至在身上会出现一些类似麻疹的疹子。但是如果没有接种疫苗而得到麻疹的话，就可能在幼儿身上出现肺炎等严重并发症，也可能发生脑炎这种没有特殊抗病毒药物可以治疗的疾病。

要决定是否接种某种疫苗，都必须先权衡其利弊的比重，利大于弊的疫苗才会被列为常规接种的项目。例如我们不建议六岁以上的人接种百日咳疫苗，并不是因为成人不会得百日咳，而是因为成人得百日咳以后几乎不会有并发症，可是在打了疫苗以后，却会出现比儿童还严重的副作用。所以百日咳疫苗对于成人而言，是弊大于利而不适合接种。

疫苗迷思

打了疫苗就不会生病?

很多人认为打了疫苗以后,就不会生病。事实上,人世间很少有这样百分之百完美的事情,一般疫苗如果能够达到60%~90%的保护效果,我们就认为是有效的疫苗。一种感染症是否发生牵涉很多因素,除了是否接种过疫苗的因素以外,还需要考虑有些人对于疫苗不会有抗体反应;即使有了抗体反应,进入人体的病原数目如果太多,也可能会让免疫系统无法负荷而发病。

举例而言,一个人受到水痘感染以后,大多会出现持续终生的免疫力,而且这种自然感染的免疫力,会比打疫苗的反应还要坚强。但笔者就曾经听过有人提到,他幼时曾经得过水痘,有一次看到一位感染水痘的小宝宝,就自夸地说自己不怕水痘,将小宝宝抱起并且亲之吻之,其后果是几天以后发作第二次水痘。所以在预防接种的防护网以外,我们还需要注意到个人卫生等其他同等重要的防疫措施。

让别人的小孩去打疫苗就好?

有些人认为疫苗或多或少都有副作用,所以让别人的小孩去打疫苗就好。这样的话,疾病的发生率减少,没有打疫苗的小孩也同样会受到保护。这种想法对于不存在于其他动物的某些传染病而言是有一点真实性,例如麻疹疫苗接种率达到 90%以上以后,近年来台湾地区已经很少出现麻疹病例。这种不打疫苗也可以得到保护效果的现象，学术上称为群体免疫力。

但是，用疫苗来预防传染病需要全民的努力，我们所获致的成果也是在这种不自私的共识下所达成的。而且在旅游频繁的现在，没有免疫力的个人随时有可能得到来自其他地区的传染病，台湾地区最近就有麻疹在局部地区发生小规模流行的现象。此外，某些传染病无法靠群体免疫力加以根除，例如破伤风杆菌在环境中到处存在；与 B 型肝炎带有者的亲密接触，随时可能得到感染；每年日本脑炎病毒都会出现在很多蚊子体内等等。曾经听到有人说我的小孩不要去打日本脑炎疫苗，让别人的小孩去打就好了。这种想法不但自私而且危险，只要小孩被带有病毒的蚊子叮咬到，都有发生日本脑炎的可能。

打太多疫苗会使免疫系统无法负担？

疫苗的种类愈来愈多，一般大众常会怀疑打这么多疫苗，可能会使得我们的免疫系统无法负担。为了在儿童时期同时完成不同疫苗的接种，目前已经有多合一的混合疫苗出现，有些医师也会提出质疑，人体一次面对这么多种疫苗的刺激，是否可以承受得了？

事实上，我们的免疫系统每天都在面对不同的外来抗原。我们进食与呼吸的时候会将各种病原引入体内，我们的免疫系统也不停地接受不同抗原的刺激。每一次病毒性呼吸道感染都会让人体暴露于四到十种外来抗原，一次链球菌咽喉炎则会引入 25250 种抗原。学者专家们都已经确认多种疫苗的刺激并不会造成免疫系统的过度负担，同时接种多种疫苗也不会对免疫系统造成伤害。多合一混合疫苗的上市都必须经过实验研究，证实人体的免疫系统可以对各种疫苗的成分都产生充分免疫反应，所以我们不必担心抗体反应不足的情形。

打疫苗是否违反自然？

有人对于疫苗抱持着怀疑的态度，他们认为用人为的方式去改变免疫系统，是违反自然而可能导致不可预测的后果。像流感疫苗必须每年接种一次，就是不停地违反自然，可能加速病毒的突变。用人为的疫苗去预防疾病，当然违反自然，但是几乎所有的医疗行为都是违反自然的。医学界发展出抗生素（违反自然的药物）去对抗细菌感染；用各种外科手术与自然发生的疾病搏斗，其结果是医学减少了人类的苦痛，延长了人类的寿命。

当然，在物竞天择的原则下，自然界可能会不停地调适，于是我们看到抗药性细菌的出现，也看到有些病毒发生突变而穿透我们免疫系统本有的防御网。例如大规模接种 B 型肝炎疫苗以后，我们发现 B 型肝炎病毒会发生突变，其中一些就导致疫苗的保护失效。但是这种突变的发生率很低，目前我们还不需要制造新的疫苗去应付少数的病毒突变，而大规模的 B 型肝炎疫苗注射，已经使国内儿童的慢性带原率下降到 1% 以下，也使得台湾地区儿童的肝癌发生率从 1982 年至 1994 年有明显下降（见图 16），事实上，各种不同的疫苗已经挽救了很多生命。

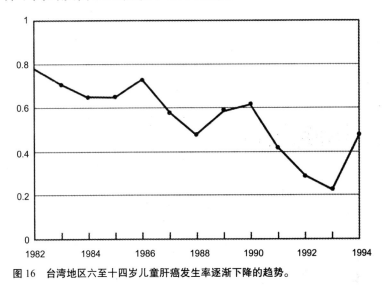

图 16 台湾地区六至十四岁儿童肝癌发生率逐渐下降的趋势。

　　每年都接种流感疫苗，是为了应付经常突变的流感病毒，目前并没有任何证据显示这种作法会加速病毒的突变。即使不打疫苗，人群的免疫系统也会对新型流感病毒产生免疫力，同样会对流感病毒产生可能导致突变的免疫压力。所以在自然的情形下，流感病毒本来就会不停地突变。免疫压力的产生是自然就会发生的事，用疫苗来产生免疫压力的好处是人类不必因为严重的自然感染而产生并发症或死亡。

疫苗的成本效益

　　站在政府单位的角度来思考，疫苗固然是防疫体系很重要的一环，但是大多先要做一些成本效益的分析，以决定是否值得全面接种某种疫苗。也就是说，我们需要看花在疫苗上的钱值不值得。

做这种成本效益分析的时候，首先我们需要知道传染病的发生率，然后了解不打疫苗时会有多少金钱损失，这些钱包括个人医疗花费、残障或死亡的损失、工作能力与工作时间的耗损、其他各种社会资源的耗费等。如果经过计算以后，发现疾病的花费反而比施打疫苗的花费低，就不符合成本效益，或许政府单位就会决定不全面接种这种疫苗。

不过上述的成本效益分析，并非绝对的决定因素。首先，大规模接种某种疫苗以后，因为药厂的获利增加，所以疫苗的价格一般就会下降。因此大规模接种疫苗本身就可以省钱。再以天花为例，当人类用疫苗根除这种疾病以后，不但世界上所有应该用在天花病例的医疗费用都省下了，也不再需要花钱去制造与使用天花疫苗。我们预期在未来几年之内，小儿麻痹也会在世界上绝迹，届时所有儿童都不需要再接种小儿麻痹疫苗。疫苗所带来的这些重大利益，是一般成本效益分析所忽略的事情。

其次，身体的健康与生命都无法用金钱直接衡量。当传染病破坏了健康而导致残障，用再多钱也买不回健康；当病原夺去了生命，俗世中的金钱马上变得毫无意义。以 b 型嗜血杆菌为例，这种细菌感染主要发生在五岁以下儿童，它可能导致败血症与脑膜炎，而且很多病例会因而死亡。根据国内的统计，这种感染症在国内五岁以下儿童的发生率，每年大约为十万分之二（见表 10）。这个发生率远低于其他国家，所以在国内接种 b 型嗜血杆菌疫苗可能不符合成本效益。但是当一个小孩得到感染的时候，十万分之二这个数字马上失去意义。对于这小孩或家长而言,那数字都已经变成百分之百。

表 10　　　世界各地五岁以下儿童严重 B 型嗜血杆菌感染的发生率

地区	发生率(每年每十万儿童的平均病例数)
澳大利亚原住民	460
美国	80~90
冈比亚	73
澳大利亚非原住民	53
芬兰	52
英国	36
瑞典	42
拉丁美洲与加勒比海	35
以色列	34
意大利	29
希腊	12

再以百日咳疫苗为例，目前台湾常规接种的第一代百日咳疫苗，副作用的发生率在 30%～50%间，其中比较常见的包括发烧、红肿、疼痛、硬块、强烈哭泣等，有时这种疫苗还会引起抽搐、昏迷等更严重的副作用，新的第二代百日咳疫苗则可以大幅降低副作用的发生率。如果对第二代百日咳疫苗做探讨，可能会发现这种疫苗不符合成本效益，因为这种疫苗比较贵，而且又不会比第一代疫苗有效。可是如果我

们去调查知道疫苗详情的小儿科医师们，他们的小孩几乎都打第二代百日咳疫苗。其原因不在于新疫苗可以省钱，而在于大家都希望小孩更健康、更少痛苦。

在小儿科医师的眼中，承诺发放老年年金与大众年金，远不如承诺免费接种重要的新型疫苗。毕竟，金钱只是生活中短暂的需求，健康才是生命与活力的根源。无论从政府或个人的眼光来看，只要在经济能力许可的范围内，各种上市疫苗都值得施打于建议的适当接种对象。

宏观的防疫观念

疫苗固然是人类对抗传染病的利器，但它并不是防疫工作的一切。存在自然界的病原实在太多，不可能每一种传染病都作出疫苗，而且有些传染病不能单靠疫苗来加以控制。即使有了 B 型肝炎疫苗，如果没有加强宣导不要乱打针，要使用抛弃式针头，不要与别人共用牙刷与刮胡刀等器具，我们也不会获致今日的成果。所以防疫工作还包括了很多层面，包括卫生教育与宣导、重大传染病的通报、病患的隔离与其他处置等。

感觉上，最近传染病的种类好像在增加中，例如肠病毒71 型、汉坦病毒、流行性脑脊髓膜炎等。其实，这种现象并不代表防疫工作的失败。当我们成功地控制住一些重大传染病之后，以前看起来比较不重要的传染病反而慢慢变得重要起来。因此，最近修订的传染病防治法，就一口气增加了很多需要向卫生主管机关报告的传染病,这代表了医学界不再以治疗为首务,而正在向防患于未然的目标迈进。

使用疫苗让天花在全世界绝迹,是疫苗史上的一件大事。虽然当时有很多学者、卫生工作人员与政府官员都抱着怀疑的态度,但是经由全世界的努力,用尽各种方法把疫苗送到最贫穷的地方,终于达成让天花绝迹的目标。最近,让小儿麻痹绝迹的目标也接近完成的阶段,下一个努力的目标将是让麻疹绝迹。

这一连串成功的事例告诉我们,对于那些只存在于人类的传染病,利用疫苗来预防感染是最有效的方法。在无国界的努力之下,我们有可能让某些传染病在世界上绝迹。同时也让我们意识到疫苗的重要性,在世界卫生组织的主导下,疫苗开始被广泛地应用在世界各地。根据统计,1974 年全世界只有 5%的儿童接种疫苗。到了 1990 年代中期,全世界有超过 95%的儿童接种可以预防肺结核的卡介苗,75%～85%接种了白喉、破伤风、百日咳、麻疹与腮腺炎疫苗。这种世界性的疫苗推广计划,每年大约可以挽救三百万位儿童的生命,并省下数亿的医疗花费。

这些成就验证了医界与公共卫生学界的一句话:防疫没有国界。闭门造车的防疫观念已经过时,必须靠全世界群策群力才能有效控制各种传染病。同样地,防疫也没有个人与个人之间的分野,所有大众都必须认识疫苗与防疫工作的重要性。

疫苗接种：实现防疫无国界

流感疫苗短缺背后的问题

□许家伟

在 2004～2005 年的流行性感冒季节，美国出现流感疫苗严重短缺的情况，这个问题的背后其实与政治及经济因素有关。

在美国，每年有 36000 人死于流行性感冒及其并发症（如肺炎等），因罹患流感而住院的人数更高达 11 万人。2 岁以下的小孩及 64 岁以上的长者同是流感的高危险群，达 9500 万人，但如果将孕妇及慢性病患（如气喘及艾滋病患

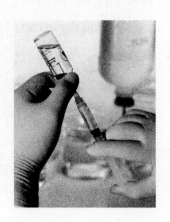

者等）都计算在内，全美合计共有高达一亿八千五百万的流感高危险群，必须在每年的流感季节接受疫苗的注射。不过，每年流感季注射流感疫苗的人数都不稳定，而且还远比上述提到的人数少许多，但美国政府还是会准备约 1 亿剂的流感疫苗供应市场需求。

疫苗短缺的表面原委

不过在这次流感季中（2004 年底至 2005 年初），美国却发生流感疫苗严重短缺的事件，原因是总部设在加州的凯龙（Chiron）公司，其中一座位于英国利物浦的流感疫苗生产线停工所导致。

这家工厂的九成产品供应了美国 4600 万~5500 万剂流感疫苗，占美国市场的一半。其实早在去年 8 月 26 日，凯龙公司已宣称，由于发现有 400 万支流感疫苗受到黏质沙雷氏菌（Serratia marcescens）的污染，因此会延迟疫苗的上市时间。凯龙公司的首席执行长霍华德·皮安（Howard Pien）还在 9 月 28 日向美国政府保证，能供应 4600 万~4800 万剂流感疫苗。但英国政府在 9 月初得知凯

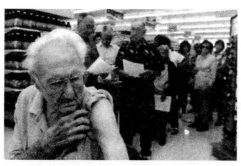

2004~2005 年流感季，美国境内流感疫苗短缺时，美国政府只许高危险群的人施打疫苗。图为疫苗注射站前大批高龄长者在排队施打疫苗。

龙的污染事件后，在 10 月 8 日以工序问题为由，中止凯龙公司许可证三个月，并下令立即关闭工厂。

凯龙在利物浦的生产线关闭后，供应流感疫苗给美国的药厂，就剩下宾夕法尼亚州的安万特巴斯德（Aventis Pasteur）公司要负责提供 5800 万剂流感疫苗（占美国市场的另一半）。另一家去年首次加入流感疫苗市场的医学免疫（MedImmune）公司的喷鼻式疫苗供应量，只有 200 万支。

不过在同一时间，欧亚各国却没有发生流感疫苗短缺的窘况，为何只有美国有这种情况出现呢？读者由上文不难发现，供应美国流感疫苗市场的公司，只有凯龙及安万特巴斯德（医学免疫公司的疫苗只占市场的 2%，故可忽略不计），所以当一家供应商有问题时，市场立即受到冲击。而祖国大陆的流感疫苗供应，一半由祖国大陆的药厂自行制造生产，另一半则交由三家外国公司负责（凯龙是其中一家），就算当中有一家厂商出问题，对市场的影响还不至于太严重。

官僚主义横行

全球目前共有十二家流感疫苗的制造商，为何美国偏偏钟情于这两家呢？对此，经济学者及医疗专家们的矛头都一同指向美国的食品药物管理局（Food and Drug Administration, FDA）。

食品药物管理局对疫苗的生产商定出非常严格、仔细，甚至无聊的规定，明确规定如何作记录、保存资料、工厂的灯光与标签内容等等，也强迫制造商投资"最新科技"，以符合产业标准，而且食品药物管理局可以随时自行修改规定与政策。在 1967 年时，食品药物管理局通过二十六家疫苗制造商供应美国各种疫苗，但是到了 1980 年，这个数目降到十七家，到了 2002 年，只剩十二家药厂符合资格提供疫苗给美国。

更奇怪的是，当全球各国都以世界卫生组织公布的流行性感冒病毒名单，作为新年度流感疫苗的标准时，美国偏偏由食品药物管理局作最后的定夺。如果食品药物管理局的决定过慢，制造流感疫苗的工序在时间上就会相当吃紧（其实食品药物管理局的公告时间，都在世界卫生组织公告之后，而每次结果都与世界卫生组织相同）。

而更过分的是，在这次流感疫苗短缺事件发生时，加拿大愿意先出售 150 万剂流感疫苗给美国救急，但食品药物管理局却以未符合标准为由，禁止这批救援疫苗入口！所以，不少美国产业界人士及学者都批评食品药物管理局专横的官僚主义，可以说是将美国民众的健康置于危难当中。另外，这次凯龙公司生产线的污染事件，食品药物管理局的反应怠慢也难辞其咎。

药厂纷纷停产流感疫苗

另一个特殊的现象是，美国流感疫苗的制造商越来越少。在 1967 年，全美有二十六家药厂生产流感疫苗，到了

1990 年，却只剩下四家药厂供应美国流感疫苗：Parkedale Pharmaceuticals、惠氏（Wyeth Lederle）、安万特巴斯德以及凯龙。但在 2000 年，食品药物管理局指出，Parkedale 及惠氏的流感疫苗品管未达合格标准，Parkedale 就干脆立即停工并宣布不再生产流感疫苗，而惠氏也以没有利润为由，在 2002 年宣布停产流感疫苗。

很明显地，药厂都倾向不生产流感疫苗，为什么？以下几个理由是药厂的考量。

（一）由于美国政府向药厂购入大量流感疫苗，都要求药厂以"割喉价"出售，所以对药厂来说，流感疫苗并不赚钱，反而生产像威尔刚这类药物，一年就可以赚上几十亿美元的净利。以葛兰素史克（GlaxoSmithKline, GSK）公司为例，该公司在 1999 年全球疫苗的总销售额为 43 亿美元，然而光是一种名为 Lipitor（用来降低胆固醇的药），全年就有六十亿美元的销售额。所以，在以利润为前提下，很少厂商愿意生产流感疫苗。

不过美国政府表示在 2003~2004 年，一共支付 2 亿 1 千 5 百万美元向药厂大量采购流感疫苗，在 2004~2005 年度更多付了 7000 万美元。美国卫生部发言人皮尔斯（Bill Pierce）表示，美国政府投资在流感疫苗上的钱过多。但美国疾病控制及预防中心的前国家防疫主任梅森（Dean Mason）却指出，政府没有给厂商足够的利润去发展疫苗。

（二）除了利润微薄之外，万一疫苗在接种者身上出了问题，药厂要承担巨大的医疗及法律责任；如果官司缠身，还要面对庞大的诉讼费及赔偿费。

（三）流感疫苗每年都要依照世界卫生组织公布的流感病毒标准名单（名单上有三种病毒）制作新的混合疫苗，即每年要重复工序一次。比起一般药物或个别疫苗只需一次程序与一条生产线就可长年大量生产，流感疫苗的情况，相对显得复杂许多。

（四）如果流感疫苗没有在当季用完，则不能留待明年使用，而药厂只能眼睁睁地将剩余的疫苗通通丢掉，造成财务上的损失。例如惠氏在 2000~2002 年间，因生产过剩的流感疫苗，共损失 5000 万美元，而光在 2002 年生产的 2000 万剂流感疫苗中，惠氏就丢弃了 800 万剂。

因此，现在期盼的就是，食品药物管理局能尽早放松部分规定，让市场开放，使得更多美国以外的药厂能提供流感疫苗。

其他疫苗的停产压力

其实不只是流感疫苗，其他疫苗的生产也面临类似的停产压力。例如在 2001 年 1 月，惠氏决定停止生产青少年及成人用的白喉及破伤风混合疫苗，因为此疫苗从 1998 年以来需求量大减。结果，生产这种疫苗的重责就留给安万特巴斯德一家药厂独力承担。而惠氏生产给小孩用的白喉、破伤风、百日咳三合一疫苗（diphtheria-tetanus-acellular pertussis vaccine），经食品药物管理局指出其品管不合格后，也宣布停产。目前三合一疫苗就只有安万特巴斯德及葛兰素史克两家公司生产，美国疾病控制及预防中心在2002年指出，这两家公司的三合一疫苗产量只能满足美国七成左右的需求。

结语

在与人类作战的过程中，病毒或细菌能够把新产生的致病性及抗药性等性质，遗传给下一代，但人类却无法将自体在对抗传染病过程中所产生的免疫力传承至后代（胎儿得自母体的抗体除外）。不过，有幸前人发现利用施打疫苗以建立个体的免疫力，来弥补这项先天上的弱点。但是当人类社会发展到一个层次时，领导层的官僚政治及个别组织社团的经济利益，往往阻碍甚至伤害医疗的措施，这种政经纠缠属于社会性问题，科学家是束手无策的，在短时间内也必然无法舒缓，似乎在对抗传染病的战场中，人类已先自乱阵脚了。

虽然本文所探讨的事情目前只在美国发生，但毕竟美国也算是医疗研发的重镇之一，再加上许多国家的政策都以美国马首是瞻，因此本文内容或许可以给读者一些启发。

禽流感药物筛选

□吴盈达　李宏春　何立勇　李中丞

病毒演变快，药物研发怎能不快？

日本研究报告与越南病例发现，禽流感病毒可能逐渐发展出抗药性的变型，科学家借重网格计算平台的优势，以国际合作模式，加速筛选出可能有效的化学药物结构，期望赶上病毒突变的速度。

自从证实H5N1禽流感病毒可由禽鸟类直接感染人类的报告问世以来，经世界卫生组织（WHO）确认而报道的感染案例已有 265 例，其中包含 159 起死亡病例（截至 2007 年 1 月 12 日），这项事实加深了人们对于大流行病可能再度爆发的恐惧。

全球的医药研究单位都十分关心禽流感病毒潜在的演化发展能力，即病毒何时会发展成具有人直接传染给人的能力。同时，除了主动卫生预防的策略外，医疗药物的选用与时机也都是目前关心的课题。而现下，我们拥有两种有效的抗病毒药物——葛兰素史克药厂（GlaxoSmithKline, GSK）生产的瑞乐沙（Relenza）和瑞士罗氏药厂（Roche）的克流感（Tamiflu）可供医疗使用。

抗药性病毒隐忧

这两种药是根据流感病毒表面的神经氨酸酶（neuraminidase, NA）活性区的架构来设计的抑制剂。病毒表面的神经氨酸酶，担负分解人类细胞膜外蛋白末端糖分子的任务，帮助病毒穿透呼吸道的黏膜细胞，使得复制的病毒能够从宿主细胞中释放出来（见图17）。一旦神经氨酸酶的功能遭到抑制，病毒的复制与感染能力就会受到破坏。所以，瑞乐沙和克流感这两种抑制剂药物，瞄准在抑制神经氨酸酶的酵素分解作用，使受感染细胞所制造的新病毒颗粒无法释放出来，进而削弱病毒复制和传染的能力，达到减轻病症的目标。

然而最近几年的日本研究报告发现，大量使用克流感来治疗人类流感的同时，会促使一些病毒发展成具有抗药性的变型。另一方面，在2006年越南禽流感病毒H5N1案例中，医疗人员必须提高克流感的剂量，才能减缓病人的病情，在病人的检体中也发现了具有抗药性的病毒变型。

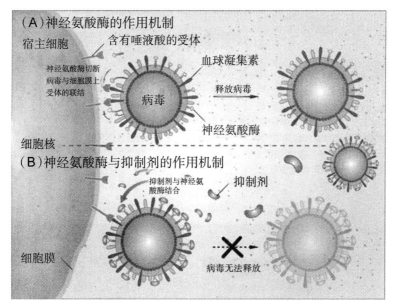

（A）神经氨酸酶的作用机制
宿主细胞
含有唾液酸的受体
血球凝集素
神经氨酸酶切断病毒与细胞膜上受体的联结
病毒
释放病毒
神经氨酸酶
细胞核
（B）神经氨酸酶与抑制剂的作用机制
抑制剂与神经氨酸酶结合
抑制剂
细胞膜
病毒无法释放

图17　神经氨酸酶与抑制剂的作用机制。（A）病毒表面上主要有两种蛋白质：神经氨酸酶（HA）和血球（H），当病毒在宿主细胞内完成复制，病毒上的神经氨酸酶会切断与宿主细胞膜受体上的唾液凝集素（B），与抑制剂（例如酸连结，使病毒从宿主细胞中释放，继续复制其他病毒（B）。因此，一旦神经氨酸克流感）结合，病毒便无法自宿主细胞脱离，继续繁衍。

　　以此推论，未来抗药型病毒的潜在发展将会是一大隐忧，特别是大流行开始，目前药物可能无法有效控制疫情。而人类应该未雨绸缪，继续研发更多抗病毒的药物，同时使用新的概念与资源，加速药物研发速度，以赶上病毒演变的速度。

　　从日本人类流感和越南禽流感的案例中发现，使用罗氏药厂的克流感治疗后，一些病毒的神经氨酸酶发展出抗药性的变型。在这些变型的活性区内，主要的氨基酸发生了突变（见图18），因而弱化药物对神经氨酸酶的结合能力，使药物减低效力。表11综合一些文献报道具有的可能突变位置。

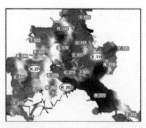

图 18　为神经氨酸酶第二型(NA2,PDBcoded = 1ing)的活性区结构，以及抑制剂药物
　　　所交互作用的主要氨基酸，包括Arg118,Glu119,Arg152,Glu276,Glu277,Arg292,Arg371
　　　等；圆圈标示可能突变位置。

表 11　　神经氨酸酶第一型与第二型活动区

突变位置与胺基酸	NA1	NA2
R292K	oseltamivir、 zanamivir	oseltamivir、 zanamivir
H274Y（F）	oseltamivir	oseltamivir
N294S	oseltamivir	oseltamivir
E119V	oseltamivir	oseltamivir
E119（G；A；D）	oseltamivir	zanamivir

表 11　整理神经氨酸酶第一型与第二型活性区主要可能突变的氨基酸酶，其中抑制剂
　　　表示对该突变型可减弱其效力。

　　由于各种流感病毒的神经氨酸酶相似性很高，科学家推论，这些突变也会存在于爆发大流行的禽流感病毒中，进而发展出抗克流感的变型。特别是在大流行初期，以目前可使用的药物有限（只有瑞乐沙和克流感两种）的情形，不当地使用大量药物更会加速变型病毒的发展，如此一来，疫情将变得难以控制。

　　在实验室中，从确认引起大流行的关键病毒，到研究是否存在神经氨酸酶蛋白变型，再个别地进行所有化学药物库的筛选，是件极费时且需要大量金钱的工程。如何争取时效、同时提升投资效益，而不减低有效抑制药物筛选的成功率，是个值得研究的课题。

化学合成物与药物

依合成物的结构变异自由度，与可修饰的化学官能基的多样性来推估，理论上，所有化合物的数量等级约为 10^{200}；然而目前可能存在的所有化学品与合成物的数量，只有大约 10^7。如何从这些天然或合成的化合物里，发现、发展出对抗疾病的药物，是药物研发的基本目标。

一般的药厂研发单位，可能掌握着一百零六种化合物进行药物筛选，以目前可经商业化的一百零三种药物来算，似乎暗示全面筛选药物的命中率约为 0.1%（103/106）。但是，考虑目前所有药物是在不同时段发展出来的，研发单位的药物库也不可能一开始就同时拥有这些药物，而且这些商业化的药物分别是针对不同疾病标的，一般可以接受的估计是：至少需要实验筛选一百万个药物，才可能筛中一个可以开发成药物的化学目标物；换句话说，并不是所有化学化合物都可以成为药物。

实际上，大多数的化合物本身可能存有毒性，或是经过生物体代谢后产生有毒的次生物。有些化合物的水溶性高，身体吸收不佳；有些则非常不易溶于水，所以调配不容易。在 1997 年，Christopher Lipinski 依据现有的药物进行分析统计，得到一般可为药物（drug-like）的规律，即为所称的 RO5（rule of five）。后来又有建议加入化学分子可转动单键数（numbers of rotatable bonds）的限制。这些规则常被用来筛选化合物是否可成为药物的条件。

传统筛选耗时且命中率低

目前药物研发的主要方法是依靠高速筛选平台，以进行直接实验，评估每一个化学药物对疾病标的物所具有的生物活性，然后取最佳者为开发目标。新式的药物筛选平台具备机械手臂，使用微量体积（μl，10^{-6}公升），同时进行多个药物（于384或1536多孔盘）的活性实验，估计一天可以进行十万个以上化学药物的生物活性实验。

虽然这样的技术可以快速而且直接地评判每个化学药物，但是以目前筛选命中率估计（至少筛选一百万个药物才可能筛中一个可以开发的目标物），进行一次完整的筛选得花费约百万美金。如此初始的投资并非一般研究实验室可以进行。

同时，一次完整的筛选所产生的大量数据，也并非一个专业人员可以简单目视来判读的，这其中还包括其他因素，例如机械的误差、药物本身的荧光特性、操作时间的差距、分析仪器的长时准度等所产生的变异与杂讯，造成假有效（false positive）与假无效（false negative）的判定变得困难，使得单纯使用高速筛选平台并不能发挥益处。更有甚者，如果筛选的疾病标的实验样品十分贵重，且可用量又有限的情况下，全面筛选的可能性就相对地变得不可能。

电脑提升药物筛选效率

综合病毒的特性与全面筛选的经济考量,利用电脑辅助药物的模拟可以提供专注性较佳的实验,以达到速度与投资效益上的目标。同时,电脑模拟资讯也能够协助药化学家分析,决定如何进行目标化学物的最优化,以期增加药物活性时,同时保持药性特征。

电脑辅助药物模拟的方法很多,简单分类,可分为以化学药物与以标的蛋白质结构为基础的模拟两种。前者常用方法包括所谓药效基团的建立与分析、药性分析、活性特征,使用于量化结构与活性关系、量化结构与特性关系,以及虚拟药物筛选方法;后者主要使用 docking 或分子动态模拟方法,评估化学药物与疾病标的蛋白质相互作用的结合能力。

虽然在以往主流药物的研发程序,以标的蛋白质结构为基础的模拟没有得到很好的重视,但近年来,由于药物研发的潜在标的物增加,且许多标的蛋白质的 3D 结构也已完成,目前累计在蛋白质结构资料库的 X 射线解析的蛋白质结晶结构,有近四万个之谱。

同时,以结构为基础的药物设计模拟方法,在理论、计算能力与速度上也有明显的进步,化学资讯工具更是较于之前完备。所以使用电脑辅助药物模拟,不仅是不能避免之需,不同模拟工具的使用时机,也能提供不同的药物研发资讯。虽然目前还不能断言,电脑辅助模拟筛选对药物研发一定会有助益，但最近有几个独立开发的例子，显示了透过docking 方法进行以结构为基础的模拟，筛选命中率比全面性的随机筛选要高得多。

网格计算筛选药物程序

以标的蛋白质结构为基础的模拟，主要是模拟化学药物与标的蛋白质结合的样式（complex），用以推算化学药物与标的蛋白质相互作用的结合力，以及判断各个化学药物的优劣，从中筛选出具有发展潜力的化学药物。

目前，模拟药物与标的蛋白质结合的样式大多使用docking方法。由于 docking 模拟计算是一个化学药物结构独立对应标的蛋白质结构来进行的模拟方式，若以 N 个药物结构对 M 个可能的神经氨酸酶突变标的来估算，筛选模拟就必须先完成 N×M 个独立的任务工作。

又若以 Autodock（docking 方法之一）为 docking 核心，使用一般性严谨参数，每个化学药物结构的 docking 模拟需要约三十分钟的 CPU time（注），那么对八个可能的突变标的，分别进行三十万个模拟筛选，就需完成二百四十万个独立任务，使用接近 137CPU 年（以使用 Xeon 2.8 GHz 粗估）。为时效考虑，单一研究单位可能需要投资大量的丛集（cluster）来完成如此巨大的计算；另一方面，推估每一个 autodock 的结果需要 130Kbyte 的储存空间，储存全部任务就需要 600 GByte（单一备份）的储存空间。

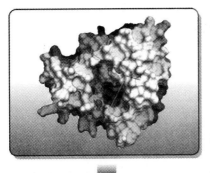

参考其他神经氨酸酶的 X 射线 3D 结构，以分子模拟方法，完成任务病毒神经氨酸酶的正常与突变的结构模型。图为神经氨酸酶第一型的模拟 3D 结构。

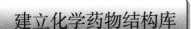

建立化学药物结构库

在内部的化合物资料库中，以 RO5 条件过滤出可为药物的化合物，建立一批用于筛选模拟的化学药物结构资料库。

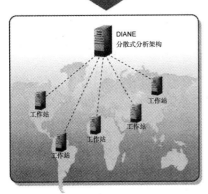

透过分散式分析架构（DIANE），将大量计算任务分配到网络中的工作站。多个节点同时执行计算任务，大幅缩减连算时间。任务完成后，系统将回传药物筛选模拟结果。

图 19　网格计算模拟筛选抗病毒药物流程。

　　电脑网格拥有分享分散的计算与储存资源，可以解决单一研究单位计算资源上的限制与不足。一般小型单位可能没有能力，或是不想为了单一需求而投资大量的丛集与储存设备。电脑网格计算平台可以将独立的 Autodock 任务，交予个别的计算单元来分工，加速完成整体的计算结果。以下简单叙述利用电脑网格计算平台，进行 docking 方法模拟筛选抗病毒药物程序（见图 19）。

建立神经氨酸酶第一型的结构模型

各种流感病毒的神经氨酸酶之间有很高的相似度，比较其结构可以观察到：基本上，活性区主要氨基酸的相对空间架构是一致的。所以，为得到神经氨酸酶第一型（NA1）与可能突变型的结构，我们先取用两个 H5N1 的神经氨酸酶蛋白序列（Q2L8A1 和 Q9Q0U7），参考蛋白质结构资料库中已知其他型的神经氨酸酶（第二型、第四和第九型）的 X 射线 3D 结构，以分子模拟方法完成八个神经氨酸酶第一型，以及其变形结构模型。

建立三十万个化学药物结构库

先由内部收藏的化合物资料库取得 2D 化学分子，经 RO5 条件过滤，得到一般可为药物（drug-like）的化合物，再计算使 3D 结构能量最小化，考虑各化合物在一般实验筛选条件下（pH. 0）可能存在的分子形态，我们准备了约三十万个化学药物结构用于筛选模拟。

使用 Autodoc3 作为筛选核心

在众多的 docking 工具，Autodock3 是常被推崇的模拟软体。考虑化合物可以弹性地摆出各式构形下，我们运用基因演算法（Genetic algorithm, GA），搜寻在标的蛋白质活化区内，达到最佳交互作用的化合物结构的构形。

网格计算平台与模拟部署

这次进行的抗禽流感病毒药物模拟筛选，是一国际合作的计划案，得到欧盟 EGEE 计划的官方认同，并给予支持使用 EGEE/WLCG 电脑网格基础设施资源。此计划同时也受到另一个疟疾计划 WISDOM 的支援，提供在网格平台上部署大量计算资料的经验技术。所以计划在不到一个月的时间，在三个不同的电脑网格设施（AuverGrid，EGEE 和 TWGrid）便完成部署，同时在 2000 个节点（cpu node）上执行 docking 计算。不仅展示网格计算在新领域的应用经验，同时也就提升电脑网格在任务交付的速度与数量，以及网格计算结果的回收效率等两个重点上进行测验。

我们对神经氨酸酶第一型的八个模型结构，进行了超过三十万种化合物的 docking 处理，同时也希望在筛选数据中，分析出潜在微小变型在抗药能力上的影响。其中疟疾计划 WISDOM 负担对七个目标结构进行模拟筛选，DIANE 部署进行对一个目标结构模拟筛选；前者目标在测验自动任务的交付能力、网格状态侦测、失误的回复功能等，后者着重在测验拉引式的作业调度，与互动式的工作处理兼具弹性恢复失败的功能。

电脑网格模拟的重要性

经由电脑网格计算平台模拟化合物与蛋白质结合的工作，可以分配到多个网格上的电脑计算节点，多个 docking

任务同时进行以加速整体任务的完成。此计划显示估计约需 10^5CPU 年的 docking 任务，经使用网格资源而缩短到六周。大量的化合物数据库可以有效地在网格上执行 docking，产生化合物与蛋白质相互作用的资料。

从数据分析发现，此次电脑筛选模拟可以有效地选出已知具有活性的化合物，例如，瑞乐沙被模拟结果列为前 2.4% 内的化合物，并且建议大部分（超过 90%）为可被滤去的不活性化合物，因此降低未来实验筛选的花费与时间。而且，在八个神经氨酸酶第一型目标中，T01（E119A 的变型）以及 T05（R293K 的变型）对已知抑制剂的活性影响较大。另外第一型特有的 Tyr344 氨基酸对化合物 docking 的结果有影响。陆续由分析模拟筛选所得到的资讯，将提供作为进一步的药物设计考量。

不可讳言的，实验人员与理论家对于模拟结果的应用有不同的信任想法，但是由过去的经验发现，模拟结论对于实验进行方向确实有参考价值。要使模拟更能接近实际，特别是在药物研发领域，最重要的是药化学家的意见参与。所以，使电脑网格模拟推展到成为药化学家的工具就变得十分重要。

由于此次禽流感药物的筛选模拟计划，成功地使用了 DIANE 来进行作业调度与工作处理，而且 DIANE 本身是一个通行的架构，便于任何应用工具的整合融入，所以使用 DIANE 能让图面人工界面（GUI）的设计变得容易。近日

"中研院"团队努力的目标，是以此建立服务平台操作网格，让网格资源的使用更为简易，使原本不熟悉网格的药化学家，直接与大量的模拟计算互动，达到使用新的概念与资源，来加速抗流感药物研发速度的目的。

注：CPU time 是一个简称，代表电脑中央处理器完成一个运算工作需要使用的时间量。因为是时间，可计以秒、分、时，甚至是年。如果全部完成的时间有很多秒，就以 60 秒＝1 分钟，60 分钟＝1 小时，24 小时＝1 天，365 天＝1 年，换算成 CPU 年。

恐怖的 1918 年流感病毒

□ 江建勋

1918～1919 年间全世界流行性感冒的大流行，也就是俗称的"西班牙流行性感冒"（Spanish Flu），结果夺去了估计 3000 万人的性命（其中许多人为年轻的成年人及免疫系统正常的人），超过第一次世界大战死亡的人数。这是有史以来最惨烈的一次流感疫情。

有科学家认为，此次毁灭性的感染起源于鸟类，而非从前推论的动物——猪。最近美国科学家已着手在实验室中，重新建立了一株引起 1918 年流行的病毒株，然后以此病毒感染小鼠，进一步了解为何病毒变成如此有效率的杀手。

结果借由功能性基因组分析方法，科学家发现小鼠的免疫系统对于此病毒株的感染产生猛烈反应，而动物在死亡几天之后毒性物质仍然具有活性；同时动物也受苦于严重的肺部疾病，此情况亦为病毒的特征。科学家又发现重建的病毒会活化小鼠与免疫系统有关的基因，造成严重肺部损伤及死亡，这些基因中包括与细胞死亡有关的基因。

John Kash 博士是该研究报告的首位作者，也是华盛顿大学微生物学系助理教授，他表示实验动物的免疫反应被病毒高度活化，这种反应造成病毒更加伤害宿主。他同时怀疑人类会产生类似反应，因此将来的实验应该分解动物免疫系统的所作所为，方可了解为何免疫反应如此强烈，仍无法对付病毒感染。

令人极为担心的情况是：目前全世界死于 H5N1 禽病毒的人，与死于 1918 年流感世界大流行的人具有相同的死亡模式。这种现象非常糟糕，即使当今的禽病毒与 1918 年流感病毒的差异在于尚未发展出人传人的快速传播能力，一旦 H5N1 禽病毒产生突变或与其他流感病毒交换基因，就有可能再度造成几千万人死亡的大灾难。因此借由这类实验，科学家有可能发展出新的方法来同时对付感染与病毒本身，以避免禽流感的世界大流行。

流感病毒大解码

□江建勋

为了要努力打败流行性感冒造成的全球性流行，美国科学家于 2004 年 11 月 15 日，宣布进行一项研究计划：确立几千株流感病毒的基因序列，因为基因序列可解释流感病毒株的毒性。

研究人员已经收集有关流感病毒遗传物质的无价资料，例如，何种物质会使得一种病毒株具有比其他病毒更强的毒性，但是目前这类数据大都只是根据少许病毒基因序列的断简残篇而已，而新计划是由几间科学机构，包括由美国国家过敏及传染病研究院（National Institute of Allergy and Infectious Diseases, NIAID）领导，目标是完成几千株同时会攻击人类与鸟类的流感病毒完整基因的定序。鸟类被认为是毒性较强的人类流感病毒株的培育场所，每隔一段时间就横扫全球，杀死几百万条人命。专家担心，目前横扫亚洲杀死鸡群的禽流感病毒，可能会产生在人与人之间容易传播的能力。而同时，由于英国流感疫苗制造厂于 10 月时取消了对美国一半的供应量，疫苗供应的脆弱性已经浮现。

借由流感病毒基因序列资料库的建立，资料整理人员希望能鼓舞科学家，尽力消除未来流感可能带来的全球性流行，例如调查并比较流通于禽类动物中的病毒株，且研究病毒突变的过程，如此一来，不但使科学家警觉有流感流行逼近，并可帮助科学家选择病毒株制造疫苗。资料也可拼凑成更正确的图形：为何某种病毒株比其他种病毒株更具致命性，或者在某种特殊族群中更恶毒。美国国家过敏及传染病研究院的计划主持人玛丽亚·焦瓦尼（Maria Giovanii）表示："科学家需要一个包括许多不同流感病毒株的资料库。"未来该研究院将以每年一百至二百万美元的经费投资此计划。研究团队已经建立一条生产线来培养不同的病毒株，分离其遗传物质，并个别来定序，研究人员希望以此种工作方式，一年或许可以解决五百至一千个病毒株。下一步是询问各科学家，从哪一株病毒开始研究，并排定优先顺序，如圣犹大儿童研究医院的 Robert Webster 也参与此计划，它拥有一个储藏库，收集了过去二十七年来超过 12000 千株的禽流感病毒株，可真了不起！

禽流感越来越毒

□ 许家伟

自从 1997 年第一宗 H5N1 禽流感病毒感染人类的病例出现之后，先后陆续发生 H9N2、H7N7，以及再次出现的 H5N1 禽流感病毒感染人的事件，但幸运的是，这些病毒尚未出现人传人的情况，所以没有发生大规模的流行。但为何禽流感病毒感染人的事件会日益增多呢？

为了探讨以上问题，哈尔滨兽医学院（Harbin Veterinary Research Institute）的研究人员从 1999~2002 年间在沿海城镇的农场健康鸭子中，收集并分离出二十一种不同的 H5N1 鸭流感病毒。研究人员在实验室中先利用这些病毒感染鸭，一如所料并没有造成任何鸭的死亡，因为病毒本来就在农场鸭子中存活，也没造成任何家禽业的损失。

但若将这些鸭流感病毒感染鸡，除了一株属于 1999 年的鸭流感病毒外，所有 2000～2002 年鸭流感病毒都对鸡造成百分之百的死亡率！

如果用老鼠做实验（自然界中没有发现流感病毒感染老鼠的例子，但在实验室中这是最常用的哺乳类动物模型），却发现这些鸭流感病毒使老鼠产生病变的能力与其病毒株的年份有直接的关联。1999～2000 年的病毒株对老鼠没有致病力，2001 年的病毒具有低程度及中等程度的致病力，2002 年的病毒具有高致病力。从基因演化树的结果判断，大约在 2001 年时，鸭流感病毒对哺乳类动物的致病力大增。

从以上结果看来，流感病毒能够在鸭子身上不断地改变，而这些累积的突变的确可以造成病毒致病性提升，这是首次比较有系统的指出，为何禽流感病毒在短短的几年间，会变得如此猖獗，而研究人员也相信，总有一天，禽流感病毒感染人类的灾情，会逐渐演变得比之前更为严重。

流感病毒：恐怖的生物武器

□ 江建勋

美国研究小组警告，流行性感冒所造成的致死率比从前所认为的更大；一旦其定序工作完成，狂妄而恐怖的科学家就可能利用此资料来制造毒性更大的微生物武器。

流感病毒可为生物武器

科学家提出警告，流行性感冒可成为比天花或炭疽更危险的恐怖生物武器，英国皇家医学会期刊中有一篇论文指出，恐怖分子可能会滥用由 1918 年流行性感冒（杀死两三千万人）病毒基因组定序得来的资料，一旦定序工作完成，

狂妄而恐怖的科学家就可
能利用此资料来制造毒性
更大的病毒株，他们一定
会想尽办法以喷雾形式来
散播流行性感冒，这更增
加其作为微生物武器的吸
引力。美国研究小组并警
告，流行性感冒所造成的
致死率甚至比从前所认为
的更大，目前估计一年内

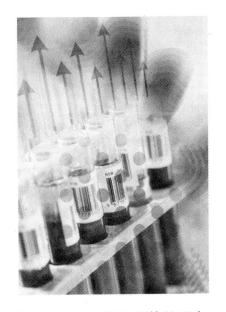

可杀死两万个美国人，但真正的死亡数字可能比预估的要多
出四倍，因为流行性感冒有时也会引发致死性心脏病。

　　现今特别令人担心的问题是，流行性感冒病毒被作为微
生物武器的可能性如何？由于这种病毒很普通，因此让恐怖
分子更容易取得，也由于流行性感冒极为常见反而使得专家
更难以鉴定群聚的病例。因此通常在侦测到疾病发生前，流
行性疾病已经开始大流行了，而当想要控制疾病流行时，却
很难以接种疫苗的方式来事先防范，因为病菌培养期太短而
无法制造出疫苗。流行性感冒也十分难以消除，因为鸟、大
鼠及猪都会携带病毒。专家认为世界卫生组织及美国疾病管
制中心等机构，必须协调各行专家如流行性感冒、恐怖主
义、卫生政策、国际法及伦理专家等，来仔细讨论流行性感

冒病毒可能沦为恐怖生物武器的敏感问题。他们也呼吁实验室采取更安全的措施、囤积更多抗病毒药物及进行更多疫苗研究，同时改良免疫接种计划并更周延地将疾病调查工作做得更好。

科学家认为，使用流行性感冒病毒作为生物武器是个几率问题。英国与美国的研究小组大约两年后就可以完成流行性感冒病毒基因组的定序，虽然研究结果可以精确地指出病毒为何能杀死几千万人，但利用这种资料来制造生物武器其实仍然十分困难，这种工作必须仰赖许多专业人士及精密技术，同时需要大量人力来增强病毒的毒性，不过时间再配上几率仍然可能成功。

1918 年神秘流感病毒

最近科学家研究 1918 年引发全世界致命性人类流行性感冒大流行的病毒基因又获得新的结果，他们企图了解是什么原因造成这株病毒如此恶毒？由于"西班牙流行性感冒"杀死多达几千万人，研究人员表示这种致命性后果大部分来自流感病毒的表面蛋白质，美国华盛顿大学的川口贤典与其同事由埋在永久冻土里的病患尸体及其他临床组织取得样品，重新制造出 1918 年流感病毒的两个表面蛋白质：血球凝集素（hemagglutinin, HA）与神经氨酸酶（neuraminidase, NA），以其取代现在流感病毒的表面蛋白。

从前其他实验室的研究已经发现携带 1918 H 的混合型流感病毒会引起小鼠产生流感症状，而人类病毒的 H 则无相同作用，河冈义裕的研究小组则再进一步实验，将 1918 H 放入人类流感病毒，这种病毒原先不会感染小鼠，但是现在却成为小鼠的杀手，制造 1918 H 的混合型病毒对小鼠不仅产生致命性，而且更容易复制，病毒会侵入小鼠肺脏更深的组织，并引发更不易处理的损伤。但以 1918 年人类流感病毒株 N 蛋白质所作的类似实验却未显示这种结果。

1918 年流感病毒具有严重致死性的关键似乎是由于其 H 蛋白质会对宿主免疫反应的分子（称为促发炎细胞激素，pro-inflammatory cytokines）产生作用，许多病毒性疾病所引起的严重后果就是由于过度诱发免疫反应而产生。河冈义裕小组发现携带 1918 H 的混合型病毒会诱使细胞素活化一种称为巨噬细胞的白细胞，同时吸引中性球（另一种细胞）进入肺脏的肺泡，在此这些白细胞不但不会吞噬清除受感染的细胞，反而造成肺部组织难以收拾的伤害。研究小组提出警告：携带类似 H 的病毒目前或许仍然在野鸟身上循环，如果再度侵犯人体可能无法治疗。河冈义裕小组发现曾经罹患 1918 年流感的人体内具有抗体可以中和重建的 1918 H。然而即使流感病毒与 1918 年病毒株属于同一家族，目前对流感病毒免疫的人却对混合型流感病毒束手无策。

最近美国因流行性感冒疫苗数量严重不足而闹得舆论批

评沸沸扬扬，原因是英国利物浦制造流感疫苗（凯龙疫苗，Chiron Vaccines）的工厂害怕产品受到污染而关闭，结果疫苗供应发生困难（该制造量占美国市场需求的一半）。导致疾病管制中心甚至全世界各地收集多余的疫苗，由于流感季节已经来临，如果恐怖分子趁机攻击，施放可能的混合型流感病毒作为生物武器，而绝大部分人对新病毒体内都没有抗体，这可是会酿成大祸的！

流感病毒

禽流感对全球的冲击

□江建勋

由于禽类动物流行性感冒（简称禽流感）H5N1病毒在2003年开始于东南亚，总计有十几个国家爆发禽流感，几百万只鸟已经死亡或被摧毁。这株病毒在东南亚已经成为禽类动物的主要杀手。世界上大部分的国家，都对这一株致死性禽类流感病毒提高了警觉。

禽流感病毒在2005前半年扩散至东欧，人类感染禽流感的病例也大幅增加，虽然无法与鸟类相比，但累计至2006年2月中旬，已经有90个人死于禽流感，致死率约为50%。

2006年1月发生第一宗亚洲以外的人类禽流感死亡病

例，更引起人们恐惧，还好世界卫生组织（WHO）指出，在土耳其的死亡病例是因人与受感染的鸟类密切接触引起，并非由人传染给人。虽然大部分人类病例皆是如此，但是世界各国政府都鼓励研发全球性策略，来尝试制止病毒扩散。

人们对禽流感最大的恐惧在于，每当一宗新的人类病例发生，就可能增加病毒突变的机会，产生毒性更强且更具致命性的病毒株，也可能更容易由人传染给人。这株杀手病毒在 2 月时攻击非洲的国家，当时在尼日利亚的家禽中侦测出 H5N1 病毒。同一个月，欧盟也发现第一宗禽流感病例，在意大利以及希腊都有病例被证实。

表 12　　　　　　　　2003～2006 年 6 月人类禽流感病例统计表

国家	亚塞拜然	柬埔寨	中国	吉布地	埃及	印尼	伊拉克	泰国	土耳其	越南	总计
案例数	8	6	19	1	14	51	2	22	12	93	228
死亡数	5	6	12	0	6	39	2	14	4	42	130

注 1：病例数已包括死亡人数／注 2：WHO 发布的病例数已由实验室确认
资料来源：世界卫生组织（WHO）2006 年 6 月 20 日发布

禽流感与免疫反应风暴

□ 江建勋

　　香港大学的科学家陈裕光、马立克·佩里斯以及在越南的合作者，于 2005 年 11 月 11 日在网络版《呼吸研究》期刊（Respiratory Research）报告：禽流感病毒 H5N1 会引起发炎蛋白质细胞激素（cytokines）及化学素（chemokines）大量增加，加速感染肺脏细胞，促使呼吸道发炎并让病人呼吸困难。同时，导致病人并发威胁生命的肺炎及急性呼吸窘迫症，造成禽流感病情异常严重。这是一种免疫系统的过度反应，即所谓免疫系统"风暴"（immune system storm），具有致命性的后果。

研究人员将 H5N1 病毒感染病人的肺脏组织，量测细胞素及化学素的数量，与毒性较小的人类流感病毒株 H1N1 比较后，发现 H5N1 病毒株比 H1N1 病毒株诱发更多的前发炎蛋白质（pro-inflammatory proteins）。病人感染 H5N1 后，支气管上皮化学素 IP-10 的量高达 2200μg/ml，而感染 H1N1 只有 200μg/ml。研究人员也量测其他免疫系统的发炎化学物质，包括干扰素β（interferon beta）、趋化因子及白介素 6（interleukin6, IL-6）都得到类似的结果。H1N1 病毒株引起的影响比 H5N1 小了许多。

科学家在实验中使用的 H5N1 病毒株，取自 1997 年死于香港爆发禽流感的病人及 2004 年两位感染禽流感的越南病人；H1N1 病毒株则自感染平常季节性流感的香港病人身上取得；肺脏组织则是取自死于非流感的病患。后来研究发现，与 1997 年的香港地区 H5N1 病毒株相比，越南的 H5N1 病毒株会引发较大的一连串作用。科学家表示这情况可能由于病毒持续突变造成，H5N1 病毒株持续与其他来自鸟类流感病毒的遗传物质混合，而获得不同的内部基因。

因流行性感冒并发症而死亡的人，一般为老人或小孩，但是 1918 年西班牙流感 H1N1 病毒株在几个月内横扫全球，杀死约三千万人，其中有许多是健康的年轻人。相较之下，1957 年的世界性流感杀死二百万人，而 1968 年的 H3N2 病毒则杀死一百万人。即使在最年幼及最年老的病人间，1918 年因 H1N1 流感病毒而死亡的人数也只比一般流感增加 10

倍，但年轻人的死亡数目却增加了 1000 倍，显示流感病毒的诡异。根据最近世界卫生组织的数据发现，东南亚有 127 件人类感染禽流感 H5N1 病毒株的案例，其中有 66 人死亡，表示禽类动物的流感病毒株的确会传染给人，死亡率高达 50% 以上。而专家警告，如果病毒突变成人传人，流感的世界性大流行可能会因此爆发。

该研究证实，早期有关禽流感 H5N1 病毒株诱发细胞素"风暴"的研究工作，有助于科学家了解此疾病的病理生理学。如果病人感染 H5N1 病毒，医生应该知道除了给予病人抗病毒药物之外，也需要使用其他药物来抑制其免疫反应，增加病人的存活率。其他科学家警告，目前的情况越来越像 1918 年的流感大流行，而最新证据也显示病毒株含有鸟类的基因。不过笔者认为在现阶段人们倒不必特别担心，甚至干扰日常生活。我们应该观察：台湾地区是否发现禽流感 H5N1 病毒的踪迹？国外是否出现大规模的人传人案例？如果这两种现象确实出现，这时候才该紧张，检视有关的防疫政策是否负责有效。

禽流感可能变成人传人

□ 江建勋

流感病毒

依据 2005 年 1 月 27 日《新英格兰医学期刊》的一篇论文报告，2004 年夏天，泰国一位十一岁的女孩似乎将禽类动物流行性感冒（简称禽流感）传染给她的母亲与阿姨，这是第一宗正式文件记载的禽流感病毒株 H5N1 在人与人之间传染的病例。

SARS 于 2003 年引发全亚洲的大浩劫，因此科学家呼吁，必须着手制定避免疾病全球大流行的预防方法，亚洲的禽流感特别险恶，期刊编辑如此叙述：在 2004 年 1 月至 3 月间有超过一亿二千万只家禽死亡或被扑杀。依据世界卫生组

织报告，2004 年泰国及越南有五十二人被感染，三十九人死亡。专家长久以来就担心此种特殊的禽流感病毒将会突变，并造成容

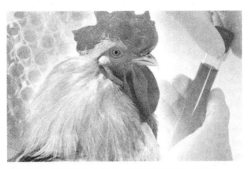

如果禽流感真的会人传人，就极可能产生大流行。

易在人与人之间传染的情况，正好启动流行性感冒的世界性大流行。

目前，人传人的病例只限于这篇报告，也有传说 2004 年在越南可能有人与人间传染的病例，但是并没有正式报告。H5N1 是一种特殊的禽流感病毒株，在 1997 年出现于香港地区，造成六人死亡，现在可能因为突变而更为恶毒。

病例报告中叙述：生病死亡的女孩与阿姨住在泰国的某个省份，平日都在高架的屋子底下睡觉及游玩，在这里养了许多自由活动的鸡，当鸡群得病后，最后一只鸡死于 2004 年 8 月的最后两天，而女孩于 9 月 2 日生病，并于 9 月 7 日在当地医院住院，第二天她被转院至省立医院，但在住院后三小时死亡。女孩的母亲于 9 月 7 日由曼谷前去医院，母亲与阿姨两人照顾女孩时都未使用保护措施，在女孩死亡三天后母亲也产生类似症状，接着也死去。母亲只曾在老家停留十分钟，这么短暂的时间不足以引发鸡对人的传染；而阿姨于 9 月 16 日发病，是在最后接触鸡的十七天后，禽流感的

潜伏期一般为二至十天，因此也认为是被女孩直接传染。

我们由这篇最新的报告可以读出的讯息为：大家在心理及实务上都必须准备好，科学家表示有一种假说认为禽流感病毒在早期时传染不太有效率，目前的确有许多证据证明，如果真发生禽流感会由人传人的话，就极可能产生疾病的大流行，因此我们必须在其源头处将其消灭，同时全世界的国家必须尽速囤积抗病毒药物（某些国家已经开始如此做了），并制订计划将药物分配给疾病爆发的区域，当然也必须准备疫苗，因为当遇上禽流感时，每一个人都像是小孩子，身体内没有抗体，人类对此病毒并无免疫性，或许应该对人接种针对 H5N1 病毒的疫苗。虽然目前并无此种疫苗存在，但至少以上动作可以预先教育社会大众，让人产生警觉而会有较佳的反应。

禽流感无法人传人之因

□许家伟

自 2005 年以来，已经有超过一百宗人类感染 H5N1 禽流感病毒的个案（死亡率高达 50%），但 H5N1 禽流感病毒尚未显现出人传人的能力，所以病毒学家一直想了解为何 H5N1 禽流感仍无法以人传人方式传播，或许能够从中了解禽流感病毒的传播机制。

流感病毒与其他病毒一样，感染的第一步必须要与细胞表面的受体结合。禽类流感病毒的受体主要

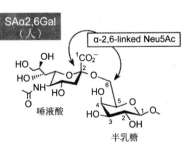

是那些有唾液酸（sialic acid）连接的半乳糖，唾液酸与半乳糖是以α-2,3 形式相连（即唾液酸上的第二个碳原子与半乳糖上第三个碳原子相连接），因此此结构简称为 SAα2,3Gal；而人类流感病毒却偏向与α-2,6 形式相连的半乳糖及唾液酸结合，亦即 SAα2,6Gal。

　　由美国威斯康星大学的河冈义裕教授所领导的研究小组，利用免疫组识荧光染色技术，仔细地分析人类呼吸道中 SAα2,3Gal 及 SAα2,6Gal 的分布，相信找到 H5N1 禽流感病毒在人类中传播受限的线索。研究发现，SAα2,6Gal 在人类鼻黏膜的上皮细胞中占绝大多数，SAα2,3Gal 却很少见；接下来，在人类鼻窦、咽喉、气管、支气管的上皮细胞上主要亦是 SAα2,6Gal；在更深入的人类终端小支气管及呼吸道小支气管中，其上皮细胞也都是 SAα2,6Gal 为主。而 H5N1 禽流感所偏好的 SAα2,3Gal 只能够在人类呼吸道深处的小支气管，以及肺泡之间交界处的无纤毛小支气管细胞上才能找到；而进行气体交换的肺泡壁上，也有一些细胞有 SAα2,3Gal。这些带有 SAα2,3Gal 的细胞，也同时出现表面活性物质 A 蛋白，即第二型肺泡细胞；而在临床观察所见，H5N1 禽流感病毒的确能感染病人的第二型肺泡细胞。

　　而在病毒界享负盛名的荷兰鹿特丹伊拉兹马斯（Erasmus）医学中心的研究小组，更直接用荧光标示的流感病毒，来观察病毒在呼吸道细胞的结合情况。结果发现，H5N1 禽流感病毒与人类终端小支气管中的第二型肺泡细胞、肺泡巨噬细胞及无纤毛表皮细胞结合，与前述美国的研究吻合。进一步扩大观察比较，发现 H5N1 禽流感病毒这种与下呼吸道细胞结合的现象，在貂及家猫中也一样（前者是传统上应用在流感病毒感染的动物模型，后者也证实能被禽流感病毒感染），但是在老鼠及猕猴的呼吸道中却有差异。

所以，一般的人类流感病毒显然容易跟呼吸道的支气管、小支气管细胞以及部分肺泡细胞结合并感染它们；反之，H5N1 禽流感病毒只能感染一些在肺部深处的肺泡细胞。由此可见，虽然 H5N1 禽流感病毒能从鸟类传播到人类中，但它们似乎只能在呼吸道下端的细胞中复制繁殖，限制了它们人传人的能力；若 H5N1 禽流感病毒像一般人类流感病毒般，能感染呼吸道上端的细胞及组织，就可以借由打喷嚏及咳嗽传播，达到人传人的能力。

而这项发现也指出，H5N1 禽流感病毒对人类的致命性为何如此高，因为病毒在肺的深部肆虐，造成肺气泡邻近的免疫细胞（特别是巨噬细胞）攻击受感染的细胞及组织，使得病人呼吸非常困难而最终缺氧。另一方面，由于所有流感病毒都是用其表面的血凝集素（HA）与 SAα2,3Gal 或 SAα2,6Gal 结合，因此禽流感病毒的 HA 能否发生及累积突变，而使之变成能与 SAα2,6Gal 结合，就将会是它能否人传人的一大关键。

流感大暴发没有周期

　　翻开最近有关流行性感冒（简称流感）的报道，常会听到"周期说"，即流感的大流行是周期性地发生。但详读报道内容，对于暴发频率却有所出入，有的是"大流行是以十至十四年为一周期"，有的说"每隔三十几年暴发一次大流行"，为何会有这些不同的描述呢？

　　其实看看 20 世纪流感大流行的暴发年份（见表 13），并没有发现固定的周期：1918～1919 年西班牙流感与下一波的亚洲型流感大暴发（1957～1958 年）相距三十八年，与 1968 年香港型流感暴发又间隔十年；过了八年，俄罗斯流感在

1976~1977 年间出现，直至 2005 年，这二十八年间都相安无事。反倒是禽流感自 1997 年开始，有零星感染人类个案出现。

表 13　　　　　　　　二十世纪流行性感冒大流行的暴发次数

年份	流感病毒名称（血清型）	全球死亡人数	与上次大流行相隔的年数
1918~1919 年	西班牙流感（H1N1）	2000 万~5000 万	18 年（上一次在 1899~1900 年）
1957~1958 年	亚洲型流感（H2N2）	100 万~400 万	38 年
1968 年	香港型流感（H3N2）	70 万~200 万	10 年
1976~1977 年	俄罗斯流感（H1N1）	至少 100 万	8 年

那么，是谁最早提出"流感暴发周期说"？这得追溯到 1976 年初发生在美国的"猪流感疫苗事件"了。当年 2 月初，一名年仅十八岁的新兵在美国新泽西州迪克斯堡（Fort Dix）陆军训练营中，出现明显的流感症状后死亡，之后相继有三百多名新兵病倒，经过美国疾病控制及预防中心（CDC, Centers for Disease Control and Prevention）化验后发现，他们感染了猪流感病毒。由于当年学术界普遍认为，1918 年西班牙流感也是猪流感，而且西班牙流感死者大部分都是青壮年。而这次军营中的感染者都是十八至二十岁的新兵，再加上同一个营舍中出现多个病例，很明显，是人传人的传染模式。当时 CDC 的专家已经开始担心，这是流感大流行前夕的警钟。

正巧在同一时间，《纽约时报》刊登纽约西奈山医学院（Mount Sinai School of Medicine）微生物系主任及流感病毒权威基尔波恩（Edwin D. Kilbourne）的文章。他在文中指出，自 1940 年代起每隔 11 年就会暴发一次全球性的流感疫情，而最近一次发生在 1968 年，因此下一次将会是 1979 年，所以他呼吁有关单位及早做好准备。请注意，基尔波恩不知何故要由 1940 年代开始算起（1940 年代没有暴发过流感大流行），所以到 1957 年亚洲型流感暴发是十多年，而亚洲型流感与 1968 年的香港型流感暴发也的确是相隔十年。从此流感大暴发周期性一说不胫而走。

而 1976 年的新兵感染猪流感事件，美国政府最后动用 1 亿 3 千 5 百万美元发动全民注射猪流感疫苗，估计全国共有 4000 万人接种疫苗，但有五百人得到一种称为巴雷综合征（Guillain-Barrsyndrome）的副作用，当中有二十五人死亡，也引起日后高达百万元的法律诉讼费用，以上都是后话。但在美国以外的地区，却始终没有暴发猪流感，而当年年底却暴发全球性俄罗斯流感（人类流感 H1N1），估计全球至少有 70 万人死亡。自此，再也没有出现全球性感冒的大流行。但直至目前，相关卫生机构及媒体却一直以讹传讹地保留这种说法，由于这个谬误与事实确有出入，也导致周期说有十至三十年等不同的说法。

因此，基尔波恩曾向媒体指出，流感大暴发的周期性已不复存在，他也呼吁 CDC 及世界卫生组织（WHO）不要再提流感大暴发周期之说，以正视听。不过基尔波恩强调，流感没有周期性的更正说法，并不代表流感大暴发不再危险；

流感病毒

反之，蠢蠢欲动的禽流感带给人类更多不安。

　　基尔波恩自 1977 年起为美国国家科学院院士，目前是纽约西奈山医学院的退休名誉教授，终生除了致力于病毒及生物学研究外，也撰写科普书籍及文章。

猫科动物感染禽流感

□ 许家伟

流感病毒

虽然早期（1980 年代）的研究报告指出，家猫不会感染流行性感冒病毒，但是在 2004 年 1 月的时候，有媒体指出在泰国曼谷附近的动物园内，有云豹死于流感病毒。一个月后，同一个动物园内的白虎也生病了，并检验出它是感染了 H5N1 禽流感病毒。之后，有三只家猫死于泰国境内的一个农场中，在它们的体内也验出 H5N1 禽流感病毒。

为了确定 H5N1 禽流感能否感染猫科动物，荷兰的研究团队直接进行动物实验。首先，他们将三只家猫，经由呼吸道接种了 H5N1 禽流感病毒。在一两天后，三只家猫都出现临床病征，如体温上升，活动力下降，结膜炎与呼吸困难等，而且其中一只家猫的分泌物还带有病毒，它在实验的第六天死亡。解剖结果也显示，三只猫的肺部组织受损。

之后，研究人员再进行两组实验。其中一组实验是想证实，在猫与猫之间能否互相传染病毒，所以将两只未受病毒感染的猫，与受 H5N1 禽流感感染的猫关在同一个笼子里。而第二组实验的目的，为了了解猫科动物是否会经由进食被病毒感染的禽鸟而染病，因此研究人员将一只感染 H5N1 禽流感病毒的小鸡安乐死，将它喂饲三只家猫。在以上两组实验中，原本没生病的家猫通通都出现临床病征，研究人员也在它们的分泌物中分离出病毒，在组织切片中也显示，它们的肺部产生了病变。

结果证实，猫科动物的确可以经由同类的接触及食物，而感染致命的 H5N1 禽流感病毒。而且，如果禽流感病毒有机会在猫中适应哺乳类动物的环境，禽流感在人群中暴发大流行的日子大概也就不远了。

禽流感找到"进化"的方法?

□许东荣

流感病毒

禽流感每次的大流行,都夺去无数的生命,科学家多年来不断地试图破解禽流感传染人类的秘密。新近的研究发现:人类与鸟类的流感病毒在识别受体蛋白的类型上是有差异的。而两者差异的关键,就是一种统称为血球凝集素(hemaglutinin)的蛋白质,这是由禽类流感病毒特别合成,以便与禽类细胞上的受体结合的蛋白质。科学家们认为,唯有该血球凝集素的蛋白质发生突变,且其突变结果可促使禽类的流感病毒与人类细胞受体结合时,才能有效感染人类。

目前研究人员已在 H5N1 病毒的表面蛋白中,确认出两

个使病毒更容易与
人类细胞结合的突
变体。这个研究结果
显示，该病毒可能成
为对人类更具威胁
性的形式。倘若能观
察到来自人类病毒

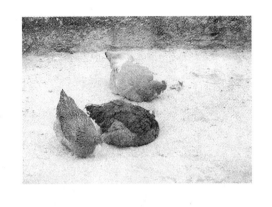

的此类突变体，即表示此病毒具有人际传染的潜力，或许可
以作为一个早期的预警讯息。

　　为了搜寻这类病毒突变体，河冈义裕——隶属于日本东
京大学（The University of Tokyo）及美国威斯康星大学（The
University of Wisconsin）的病毒学家——领导的国际团队，
筛选收集自禽类与人类的病毒样本。研究人员将研究目标集
中于病毒的血球凝集素中，使病毒能与人类受体结合的两个
单一氨基酸变异上。此蛋白质的结构分析发现，两氨基酸坐
落于可能涉及与寄主细胞受体结合的位置。先前的研究结果
显示：发生突变的 H5N1 病毒，其锁定的人类细胞受体存在
于上呼吸道。河冈义裕宣称：这个发现，说明该病毒布下了
透过咳嗽及打喷嚏而在人群中散播的舞台。

　　不过，一位隶属于荷兰鹿特丹市伊拉兹马斯大学（Er-
asmus University）、长期研究 H5N1 病毒是如何跨越物种障
碍的病理学家 Thijs Kuiken 宣称：可以和细胞特定受体相结
合的事实，并不必然意味着病毒能在该细胞中进行复制。河

冈义裕也认同，就该病毒获得人际间流行性的潜力而言，很可能需要更多的突变。不过他表示：现在问题是，禽类流感病毒要成为可传染人的流行性病毒株，其间会需要多少转变的步骤，目前仍然不得而知。

禽流感的秘密

□许家伟　改写

1998 年，在香港地区暴发的"禽流感"造成七人死亡，至少二十人重病，以及迫使一百五十万只鸡被屠杀。

一般来讲，能够感染鸟类的流感病毒是属于 H4 及 H5 型，而感染人类的流感病毒是 H1、H2 及 H3 型。由于病毒在感染细胞之前必需附着在细胞膜上的结合位置，而鸟类与人类流感病毒所辨认的地方不同，因此鸟类流感病毒必需要在中间寄主（例如猪）身上与人的病毒混合，才有可能产生能危害人类的新品种，因为人类没有对付这些新品种的抗体作为免疫之用。

但这次在香港地区暴发的禽流感病毒却属于 H5N1 型，代表它是由鸟类而来。为何 H5N1 可以直接感染到人体，以致人类目前仍束手无策？研究人员亦希望早日解开这个谜团。因此，美国疾病控制及防治中心（U. S. Centers for Disease Control and Prevention）和香港玛丽医院（Queen Mary Hospital）从致死的病人身上取得病毒检体并培养繁殖，再利用聚合连锁反应（polymerase chain reaction, PCR），分析病毒的八节 RNA 基因组序列，试图解开这次感染之谜。

从整个基因序列来对照，基本上病毒是由鸟类 A 型流行性感冒病毒（avian influenza A）而来的，而与病毒进入细胞有密切关系的两种病毒蛋白质：血凝素（hemag-glutinin, HA）及神经氨酸酶（neuraminidase, NA），都有突变发生！

病毒在进入细胞时 HA 要被切割才能顺利进入，研究人员除了确定病毒中的 HA 是属于 H5 型之外，还发现在 HA 被切割的位置附近有四个氨基酸嵌入其中，这代表这只病毒在其 HA 被切割位置附近有突变发生。至于另一种蛋白质 NA，除了确认 NA 是属于 N1 型之外，研究人员亦发现 NA 上少了十九个氨基酸。因此，HA 及 NA 这两个重要的蛋白质发生突变，使病毒可以感染到人类身上。

H5N1 感染上呼吸道？

□许家伟

2006 年，美国威斯康星大学（University of Wisconsin）以及荷兰鹿特丹尹拉兹马斯医学中心的研究人员分别发表论文指出，禽流感 H5N1 病毒，因借由细胞表面的唾液酸半乳糖（sialic acid linkage galactose）SAα2-3，作为与细胞结合的受体进入细胞，所以禽流感 H5N1 病毒倾向感染人类呼吸系统深层的下呼吸道组织，因为这个区域的细胞同样具有 SAα2-3。这个现象除了能解释为何感染 H5N1 病毒会使病人产生严重的呼吸道病变之外，也能够解释禽流感 H5N1 病毒为何未能有效地人传人。

然而，这项发现却令研究人员产生更多疑惑。因为上述研究是采用已有荧光标记的病毒，进行细胞表面的结合测试，却没有进一步确认病毒是否真的能在细胞中复制，而且没有体外的活组织培养实验提供活体的证据。如果上述研究的结论为真，那么 H5N1 病毒势必要存在于非常微细的空气微粒中（小于 5μm），才能顺利到达下呼吸道，而这就几乎等同于空气传播的途径了，人传人应该更容易才对。

有鉴于此，研究人员除了从鼻咽癌患者及健康大众取得鼻咽组织外，亦从扁桃腺切除术与腺样体切除术的病患身上取得扁桃腺及腺样体组织，再将这些组织跟禽类流感 H5N1 及人类流感 H3N2、H1N1 病毒一起培养。

他们发现，所有测试的病毒都像 2006 年的报告一样，能够感染肺细胞及肺泡巨噬细胞这些下呼吸道细胞，但同时它们也能感染鼻咽、腺样体和扁桃腺这些上呼吸道的组织，而且这些病毒都能成功地复制。再以组织化学方法分析，确认这些上呼吸道的组织只有微量的 SAα2-3，但肺泡上的肺细胞却有许多的 SAα2-3。

综合结果显示，既然禽流感病毒能够感染没有 SAα2-3 的上呼吸道组织，就有必要重新评估及理解禽流感病毒是借由何种受体进入细胞，达成感染及复制的过程，或许这将有助于了解禽流感 H5N1 病毒不能在人类间相互传染的原因。

流感在冬季肆虐的原因

□许家伟

流行性感冒病毒的最外层，是由脂肪（lipid）组成的病毒外套（viral envelope）。由于流感病毒是从受感染的细胞表面释放出去的，所以病毒外套的脂肪成分，应该与细胞膜的成分无异。但事实并非如此，流感病毒外套比细胞膜含有更多的胆固醇及鞘脂（sphingolipids，包括神经

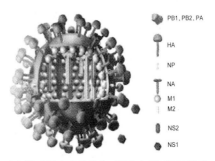

PB1, PB2, PA
HA
NP
NA
M1
M2
NS2
NS1

流行性感冒病毒的外套，随温度的不同而呈现不同的状态。

鞘脂类（phosphosphingolipids）和醣神经鞘脂类（glyco-sphingolipids））。已知这些脂肪能借由不同的排列方式，造就出脂膜不同的"相"（phases）。美国国家卫生研究院（National Institute of Health, NIH）的科学家，用质子魔角自旋核磁共振影像技术（proton magic angle spinning nuclear magnetic resonance imaging, MASNMR）直接测量流感病毒脂膜外套的物理性质。他们发现，病毒外套的流动性会跟随温度而改变。

在相对高温的环境下（37℃~41℃），病毒脂膜外套会同时存在"液态有序相"（liquid ordered phase, lo）及"液态无序相"（liquid disordered phase, ld）这两种"液态相"（liquid phase），前者是由胆固醇、鞘脂及甘油磷脂（phosphoglyceride）这些具有不饱和碳氢分子的脂肪紧密联结而成，脂肪分子无法移动；后者的脂肪却像溶解的 lo，脂肪分子可以自由地自转及移位。

但在相对低温时（4℃~20℃），病毒脂膜的脂肪分子却开始紧密压缩，形成结晶质架框（crystalline lattice）的排列，因此称为"固体有序凝胶相"（solid ordered gel phase, So），又简称"凝胶相"（gel phase）——这时候脂肪外套的质料就好像果冻一样，呈半凝固的胶状。

研究的结果除了给流感病毒外套的形成机制、病毒外套成分、病毒膜蛋白质分布等基础研究提供线索之外，也能解释流感季节形成的原因。流感季节是从每年的 11 月开始，至次年的 4 月止。这段时间正好是寒冷的冬季及初春季节，但为什么流感病毒会在这一段低温的日子中肆虐呢？之前有一说法是认为在冬季时，人们都待在室内，方便流感病毒在人与人之间传播；另一个说法则是夏天烈日的紫外线能将病毒杀死。但这两个说法都未能广泛地被接受。

上述对于流感病毒外套性质会随温度而改变的研究，能解释为何流感病毒会在低温的季节时特别猖獗。由于病毒外套在冬季的低温下呈"凝胶相"，形同一层坚固的保护壳，使得病毒更稳定，就能够在空气中保存更久，易于传播；而当病毒从呼吸道进入人体之后，由于人体的体温比较高，这就使得病毒外套转成"液态相"，变得松动、易于溶解，好使病毒能够顺利感染呼吸道里的细胞；反之，到了春末夏初时，由于外界温度开始上升，使得病毒外套一直呈"液态相"，松散的脂膜外套就会容易令病毒干涸凋零，流感季就在这个时候结束了。

这项发现也使得科学家们明白，流感病毒的脂膜外套在低温的情况下，有较坚强的保护，有必要开发更理想的洗涤液去消灭病毒。